Dr.長尾
プロデュース

呼吸器
腹落ち
カンファレンス

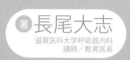

呼吸の果てまで
カンファQ!

著 長尾大志
滋賀医科大学呼吸器内科
講師／教育医長

Kinpodo

はじめに

「呼吸器が苦手」「呼吸器が嫌い」「呼吸器がよくわからない」……．学生さん，研修医の皆さん，はたまた開業医の先生方や非専門医の先生方からも，本当によく言われるセリフです．

呼吸器の独自性として，数値化・定量化できない画像の取り扱いがほぼ必須である，また，ちょっと複雑な呼吸生理を理解しないと血ガスや呼吸機能の解釈が難しい，あるいは，取り扱うべき疾患が感染症・アレルギーのようなコモンな機序のものから，吸入物質によるもの，変性疾患，それに換気障害や循環異常，腫瘍，などなど大変幅広い，というところがあるでしょう．

でも，本当は呼吸器領域って，病歴，身体診察，画像その他の検査を有機的に組み合わせて臨床推論を進めるうえで，大変理論がしっかりしていて，かつ答え合わせがしやすい，何より興味深く面白い，そんな症例の宝庫なのです．そのような素敵な経験をするには，ベッドサイドやカンファレンスなどでしっかり上級医の指導を受けて，その素晴らしさを追体験して頂くことが近道です．

で，これから呼吸器を臨床実習で回る，ローテートで回るんだけども，今から呼吸器を勉強しようか，となったときに，途方に暮れる，カンファレンスで何を尋ねられるのか不安，何を知っておくべきか，範囲が膨大すぎてわからない，そういう声もよく聞くのですね．特にカンファレンスでの発表って，ある程度の知識があって，筋道がわかっていないと難しいですから．

それに，全国的に呼吸器内科専門医，指導医が不足している現状で，ひょっとすると，大学病院や研修病院であっても，呼吸器スタッフがいない，とか，すごく忙しそうでゆっくりと指導をしてもらえない，ということもあるかもしれません．

逆に，指導医の先生方にとって，毎度毎度回ってくる医学生さんや研修医の皆さんの指導は悩みの種でしょう．ベッドサイドやカンファレンスでの指導は彼らにとって効率のいい学びの場であることは間違いありませんが，実習・ローテート期間は短く，知っておくべきことを教えるには時間が足りなかったりする．

症例について理解しておくべき「重要なポイント」を効率よくムラなく指導，といっても，症例だってムラがあるし，いつもいつも都合よく教育的症例がやってくるとも限らない……．折角の教育チャンスに，これではモッタイナイ．

そこで，滋賀医科大学呼吸器内科カンファレンスから，教育的症例を取り上げて臨床診断の過程での論理展開を追体験して頂きながら，どのようなことが重要で，カンファレンスで尋ねられがちなのか，やさしイイく解説することで，滋賀医大で研修を受けているがごとくに呼吸器について学べるよう工夫しました．

教育的，ということで，主に呼吸器診断ならではの，臨床診断の流れ，呼吸器の面白さがわかるような症例を取り上げ，肺癌のTNM病期分類，とか，遺伝子変異別の治療戦略，とか，どこにでも書いてあるような事項は，この本の目指すところとは異なりますので，あえて取り上げておりません．

一般的に大学病院のメリットとして挙げられるのは，一般病院と比較して上級医・指導医スタッフが多く，質問がすぐにできて，患者さん1人1人にかけられる時間が長い，という点でありましょう．

医学生さんの実習でもそうですし，研修医の先生方でもそうなのですが，一例一例上級医といっしょに丁寧に患者さんを診る，ベッドサイドの教育が何より深い学びにつながります．滋賀医科大学呼吸器内科では，できるだけ質の高い研修を提供し，丁寧に物事を考えられる医師を育成できるよう努力しています．

呼吸器内科ローテートや臨床実習の現場で，上級医・指導医にカンファレンスで突っ込まれるポイントは何か．いわば，呼吸器内科カンファレンスをサバイバルするために，知っておくべきポイント．より自信を持って，効率よく呼吸器内科を回るためのコツを丁寧にご紹介します！

他に「呼吸器内科を改めて勉強したい，でもこれから研修，というのも立場的に難しい」という先生方にも，ベッドサイド・カンファレンスで学ぶような効率のよい学習を追体験して頂くことができると思います．

この書籍の使い方として，

 ①前から，通常の「目次」に従って，診断を考えながら読んでいく

以外に，

 ②カンファレンスサバイバル用として後ろにある，索引＆診断名一覧を使って，「この疾患を担当することになったらこの項目を読む」

という使い方もできます．十分ご活用頂き，少しでも呼吸器疾患の学習，教育のお役に立つことを念願しています．滋賀医科大学呼吸器内科の教育システムに興味を持たれた方は，是非見学・研修にいらしてください．大歓迎です．

最後に，常日頃，質の高い教育を実践頂いている滋賀医科大学呼吸器内科スタッフの先生方，いつも支えになってくれる家族に感謝します．

2018年4月

長尾　大志

目次

I コモン編 …… 001

Case 1 70歳代男性
5日前からの発熱，悪寒戦慄，咳，鼻汁，嘔吐 …… 002

Case 2 60歳代男性
1〜2週間の経過の，発熱，緑色喀痰，咳嗽，食欲低下 …… 024

Case 3 40歳代男性
3週間前からの痰 …… 040

Case 4 70歳代男性
2週間前からの労作時呼吸困難 …… 052

Case 5 60歳代男性
1ヵ月前からの右季肋部痛 …… 062

Case 6 50歳代男性
1ヵ月前からの全身倦怠感，1週間前からの左胸部痛，そして急性の呼吸困難 …… 069

Case 7 70歳代女性
3年間続く咳嗽 …… 078

Case 8 60歳代男性
健診発見，肺内結節影 …… 090

Case 9 80歳代女性
喘息あり，術前に気をつけるべきことは…… …… 096

Case 10 70歳代男性
数日前からの咳，痰，ふらつき［外来編］ …… 101

Case 11 40歳代女性
1ヵ月前からの咳嗽［外来編］ …… 106

Case 12 20歳代女性
1週間前からの左胸痛，呼吸困難［外来編］ …… 113

Case 13 70歳代男性
3日前からの発熱，前日から咳嗽，呼吸困難感［外来編］ …… 117

II 専モン編 …… 129

Case 14 70歳代男性
昨日からの発熱，軟便 …… 130

Case 15	**20歳代男性** 虫咬後,全身の発疹と発熱	**144**
Case 16	**60歳代女性** クモ膜下出血時の発熱	**145**
Case 17	**50歳代男性** 1ヵ月続く咳嗽	**146**
Case 18	**50歳代女性** 1週間以上続く咳嗽と喀痰	**156**
Case 19	**70歳代男性** 健診発見異常影＋労作時呼吸困難	**170**
Case 20	**60歳代男性** 数ヵ月前からの労作時呼吸困難	**185**
Case 21	**80歳代男性** 急性発症の呼吸困難	**199**
Case 22	**60歳代女性** 前日から咳嗽と発熱	**212**
Case 23	**40歳代女性** 2ヵ月前からの発熱,下肢の腫脹	**220**

Ⅲ マニアモン題編　　**229**

Case 24	**70歳代女性** 乳癌再発,化学療法中の発熱咳嗽	**230**
Case 25	**50歳代男性** 健診発見異常影＋急性の発熱,咳・痰,呼吸困難	**244**
Case 26	**70歳代女性** 慢性呼吸不全症例の呼吸困難悪化	**271**

索引 **281**
診断名一覧 **288**
教訓一覧 **289**

カンファレンスでは とりあえず 何か言って！

1　「無言」は最悪 077
2　「わかりません」は何も生まない 155
3　上級医は何か言いたくて（間違いを直したくて）うずうずしている ... 169
4　とりあえずの「右か左か両側か」 228
5　空気次第では「ボケ」もあり？　責任は持てません．うちに来てやってね ... 270
6　高等テク！上級医の「得意」を知ると…… 280

［イラスト］WATANABE Illustrations

I コモン編

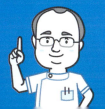

Ⅰ コモン編

Case 1

70歳代男性
5日前からの発熱, 悪寒戦慄, 咳, 鼻汁, 嘔吐

まずは, 呼吸器疾患の, といいますか, 日常臨床で遭遇するコモンディジーズの, 診断〜治療の過程をのぞいてみます. これだけのことを考えて診療できるように, 頑張りましょう.

病歴

〈主訴〉
発熱, 咳嗽

〈現病歴〉
5日前, 庭仕事をしてから夜間 38.5℃の発熱, 悪寒戦慄, 咳, 鼻汁, 嘔吐を自覚した. 自宅にて様子をみるも軽快せず2日前にかかりつけのA医院を受診. アジスロマイシン（AZM）を処方され, 2日間内服したが症状が改善しないため, 本日当院当科に紹介受診された.

〈既往歴〉
8年前に肺癌に対して化学放射線療法を行い, 終診となっていた.

〈内服薬〉
常用薬はなし
A医院での投薬
　　フスタゾール®（クロペラスチン）　　10mg　3錠
　　ビオフェルミン®（ビフィズス菌）　　6mg　3錠
　　ムコスタ®（レバミピド）　　100mg　1錠
　　ナウゼリン®（ドンペリドン）　　10mg　1錠
　　ジスロマック®（アジスロマイシン水和物）　　250mg　2錠
　　ロキソニン®（ロキソプロフェンナトリウム水和物）　　60mg　頓服

〈家族歴〉
兄：癌（詳細不明）

〈生活歴〉
飲酒歴：機会飲酒
喫煙歴：60本/日×40年間（20〜60歳）
健康食品：にんにく卵黄
職業：工場勤務
旅行歴：なし
温泉歴：銭湯へはよく行く
ペット飼育歴：なし
周囲の感染：なし
肺炎球菌ワクチン：未接種

〈アレルギー〉
特記事項なし

Q1 病歴からの第一印象は？

1. 肺癌の転移があやしい
2. 感染症の可能性が高い
3. 間質性肺炎の疑いもある
4. 初期投薬が AZM なのはいかがなものか

病歴からの第一印象は，まず数日前からの発症，これは感染症を疑わせるものです（❷○）．疾患経過としては，

> **突然発症**：破れた，詰まった，捻れた
> **急性発症**：感染症，慢性疾患の急性増悪，自己免疫疾患など
> **慢性発症**：いろいろ……悪性腫瘍の可能性，慢性疾患など

という感じであろうと思われます．たとえば大腸菌は20分に1回細胞分裂しますから，1時間で8倍，10時間では8の10乗で10億倍……というわけで，一般細菌による感染症では，（もちろん免疫力との攻防はありますが，ひ

とたび突破されると）数日で症状が完成してくることがおわかり頂けるかと思います．

比較的急性の発症で悪寒戦慄あり，という症状．悪寒戦慄というのはただの悪寒（寒気がする）とは違い，布団をかぶってもガタガタ震えが止まらないような状態をいいます．そこまでのことが起こることはそうそうありません．菌血症に特徴的な症状とされていますから，まずこの時点で警報を鳴らします．

それ以外の症状として発熱，咳，鼻汁，嘔吐．一般的に，感染症というくくりで考えると，一般細菌による臓器感染は，その臓器由来の症状が生じるものの，他臓器由来の症状は起こりにくい．それに対して感冒などのウイルス感染症では，多彩な臓器由来の症状が見られることが多いとされています．

とすると発熱に加えて咳がある，気道感染症を想起します．でも，たとえば細菌性肺炎であれば，発熱に加えて咳，痰，呼吸困難などの症状が起こりますが，消化器症状や鼻汁などは見られないことが多い．まあ，鼻汁だけでしたら先行する上気道炎の名残でも矛盾はしないかもしれませんが，嘔吐が生じているのは，細菌性肺炎らしくはない．

消化器症状のある肺炎とくれば，レジオネラ肺炎か．そんなことも連想しますが，菌血症があるとすれば，これは一臓器にとどまるものではありませんから，消化器症状があってもいいでしょう．

前医でAZMが投与されていますが，無効であった．この意味するところは何でしょうか．そもそも昨今では，細菌感染症にAZMが有効であるということは期待しない方がいいくらいです（❹○）．ましてや菌血症であればなおさら．ある程度効きそうな抗菌薬を投与して無効であれば，「細菌感染以外の疾患を考える」ということになるかもしれませんが，AZMを投与されても……情報はあまり増えませんが，AZMの副作用（肝障害，下痢など）が生じている可能性は想定しておく必要があるでしょうね．

肺癌の転移は，こういう急性な発症様式をとることはあまりありません（❶×）．しかも症状からは転移巣が多臓器にわたっている必要がありますから，なおさら，それらが「同時に，急性に」起こる可能性は低いと思われます．

他に間質性肺炎の可能性ですが，急性発症のもの，慢性経過のものが急性増悪した，膠原病や血管炎・自己免疫疾患の合併など，こちらは可能性が十分考えられますね（❸○）．

 正解 **Q1** 病歴からの第一印象は？
- × ❶ 肺癌の転移があやしい
- ○ ❷ 感染症の可能性が高い
- ○ ❸ 間質性肺炎の疑いもある
- ○ ❹ 初期投薬が AZM なのはいかがなものか

Q2 他に病歴でほしい情報は？
❶ 鳥の接触歴
❷ 工場での作業内容
❸ にんにく卵黄の成分
❹ 銭湯利用者の似た症状の流行

間質性肺炎を疑うという点から，示された症状以外の，膠原病や血管炎を示唆するような症状はないか，そして間質性肺炎のリスクとなるような，鳥の接触歴（❶○），粉塵曝露〔工場での作業内容（❷○）〕，薬剤・健康食品・サプリメント〔にんにく卵黄（❸○）も含む〕摂取などについても情報収集が望ましいと言えるでしょう．まあ，画像などでクサイ，となってからでもいいかもしれませんが．

銭湯利用者の似た症状の流行（❹○），というところは多分にレジオネラを意識しています．一応．でもその他接触可能性のあるグループの流行状況も含めて確認はしておくべきでしょう．

I コモン編

✓正解 Q2 他に病歴でほしい情報は？
- ❶ 鳥の接触歴
- ❷ 工場での作業内容
- ❸ にんにく卵黄の成分
- ❹ 銭湯利用者の似た症状の流行

病歴はこのあたりにして，診察に進みましょう．研修医の先生による診察記録です．

診察記録

〈バイタルサイン〉
血圧：89/58mmHg（普段は 120 前後）
脈拍：100/分
体温：36.5℃
呼吸数：24 回/分
SpO_2：95%（room air）
意識清明
JCS：0
GCS：15　E4V5M6

身長：158cm
体重：57kg
BMI：22.83

〈頭部〉
眼瞼結膜：蒼白（−）
眼球結膜：充血（−），黄染（−）
眼球運動：複視（−），輻輳可，眼振（−）

〈頸部〉
副鼻腔：tapping pain（−），圧痛（−）
側頭動脈：圧痛（−）
リンパ節：腫脹（−）
甲状腺：腫大（−）

〈口腔〉
咽頭粘膜：発赤（-），白苔（-），口蓋垂正中
扁桃：発赤（-），腫大（-）
舌：発赤（-），挺舌正中
口唇：発赤（-）
顔面：表情筋左右対称，触覚左右差（-）
耳介：牽引痛（-）

〈胸・背部〉
右肺野 coarse crackles 聴取
CVA 叩打痛（-），脊柱叩打痛（-）

〈心音〉
整，雑音（-）

〈腹部〉
平坦軟，圧痛（-），皮疹（-），反跳痛（-），腸蠕動音正常

〈四肢〉
冷感（-），足背動脈触知可，橈骨動脈触知可，浮腫（-）

Q3 この時点での鑑別診断は？

1. 肺炎はありそう
2. 尿路感染もあるかもしれない
3. 菌血症〜敗血症もあやしい
4. 肺結核も鑑別に入れておくべき

入院時身体所見，まずバイタルサインですが，意識は清明で，脈拍数 122/ 分と頻脈です．血圧は普段は 120 前後のところ 89/58 mmHg ですから低い．体温は 36.5℃ で診察時は発熱なし，呼吸数 24 回 / 分で頻呼吸，SpO_2 は 95%（room air）ですから低酸素血症はあっても軽度です．

I コモン編

レジオネラ肺炎の可能性，ということであれば比較的徐脈に注意しますが，ここでは発熱なしで頻脈ですから，とりあえず当てはまりません．

血圧が低いのは菌血症〜敗血症の可能性，頻呼吸と軽度の低酸素からは肺の感染症⇒肺炎の存在を疑うことになります．頻呼吸と血圧低下は敗血症の判定にも使われようかという qSOFA（quick sequential organ failure assessment）のスコアに含まれていますから，これだけで 2 点＝敗血症の疑いあり，ということになります．

---

qSOFA スコア ［2 点以上で敗血症の可能性が高い］

呼吸数 ≧ 22/ 分
意識レベルの変容
収縮期血圧 ≦ 100mmHg

教訓 肺炎など，細菌感染症が疑われるときは，敗血症の有無を確認する．

診察所見で目立つものは，右肺野の coarse crackles 聴取，これからも 肺炎はありそう （❶◎），となるでしょう． 菌血症〜敗血症もあやしい （❸○）です．

尿路感染もあるかもしれませんが，少なくとも CVA 叩打痛など，積極的に示唆する所見には乏しいと言えます（❷△）．肺結核も，鑑別に入れることを強く推奨するわけではありませんが，否定するものでもありません（❹△）．

✓正解 Q3 この時点での鑑別診断は？
◎ ❶ 肺炎はありそう
△ ❷ 尿路感染もあるかもしれない
○ ❸ 菌血症〜敗血症もあやしい
△ ❹ 肺結核も鑑別に入れておくべき

ということで，次にやるべきことが決まってきましたね．

Q4 次にやるべきことは？
1. 胸部 X 線写真
2. 胸部 CT
3. 肺以外の臓器障害を評価
4. 喀痰培養，尿培養，血液培養
5. プロカルシトニン測定
6. 輸液による血圧の維持
7. 広域抗菌薬投与
8. 乳酸値測定

これまでのところ，肺炎からの菌血症〜敗血症が疑われますから，次は診断確定へのステップと，治療の同時進行になります．

敗血症の場合，チンタラ診断を待っている暇はありませんから，悪寒戦慄があって qSOFA が 2 点であれば，（これは**どこでも**判断可能！）**直ちに**血液培養（❹◎）⇒広域抗菌薬投与（❼◎），輸液，循環・臓器モニター開始が必要です．敗血症になっているということは菌が体内でじゃんじゃん増えているわけで，20 分で 2 倍⇒ 1 時間で 8 倍に増えます．血培も抗菌薬も，1 時間遅れると取り返しがつきません．A.S.A.P. = as soon as possible，であります．

胸部 X 線写真（❶○）は肺炎の診断にはまだまだ必須だと思いますが，CT まではどうでしょうか（❷△）．胸部 X 線写真で両側に広範な濃度上昇があったり，疑問に思われるような陰影があったりすれば，わからなくもありませんが……．

敗血症・敗血症性ショックの定義は最近新しくなりました．敗血症は以前の定義，SIRS（systemic inflammatory response syndrome）で強調されていた「炎症」よりも「臓器不全」があることが強調され，新しい定義では SOFA スコアを

I コモン編

> **SOFA スコア**
> 呼吸（P/F 比）
> 凝固（血小板数）
> 肝機能（ビリルビン）
> 循環（平均動脈圧）
> 中枢神経（GCS）
> 腎（クレアチニン・尿量）

（　）内の指標を用いて評価します．これがベースラインから2点以上増加すれば敗血症と診断されますから，ここでは急いで，肺以外の臓器障害を評価しなくてはなりません（❸◎）．

敗血症性ショックは，敗血症によって，ショック（臓器障害を来たす低血圧）を起こした状態ですが，輸液やカテコラミンに反応しない低血圧に加えて，細胞障害，代謝障害を来たしている状態を表すと定義されました．

敗血症性ショックになると末梢循環不全から臓器虚血を来たします．そこで嫌気性代謝が回り始め，乳酸が産生されるので，この細胞および代謝障害を表す指標として乳酸値が用いられます（❽◎）．乳酸値＞ 2 mmol/L（18mg/dL）であれば敗血症性ショックと考えられます．

乳酸増加による代謝性アシドーシスになると，身体はそれを代償するべく頻呼吸となり，呼吸性アルカローシス～呼吸数 ≧ 22 回，となるわけですね．肺炎でも頻呼吸になるし，敗血症性ショックでも頻呼吸になるのです．

さてそれではプロカルシトニンの測定はこの場合必須でしょうか？　敗血症の「診断」ということで言えばエビデンスとしては弱いものしかありませんし，個人的には悪寒戦慄や qSOFA の方がよっぽど有用だと思っています（❺△）．

Case 1 70歳代男性

✓正解 Q4 次にやるべきことは？
○ ❶ 胸部X線写真
△ ❷ 胸部CT
◎ ❸ 肺以外の臓器障害を評価
◎ ❹ 喀痰培養，尿培養，血液培養
△ ❺ プロカルシトニン測定
○ ❻ 輸液による血圧の維持
◎ ❼ 広域抗菌薬投与
◎ ❽ 乳酸値測定

さて，いよいよ胸部X線写真を見ましょう．そもそも呼吸器系の症例検討では，まずX線，みたいな風潮がありますが，本来はこのくらい，病歴と診察でしっかり議論しておくべきではないかと思っていて，日頃のカンファレンスではこんな感じで進めるよう意識しています．若い人に伝わってるかな……．

身体診察所見からは，右に病変がありそうですよね．実際に胸部X線写真（図1）を見てみましょう．

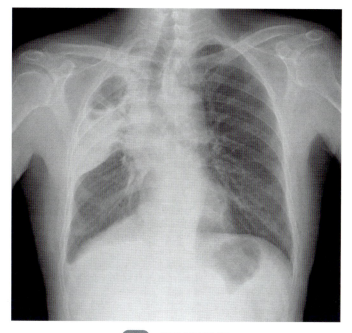

図1　胸部XP線写真

I コモン編

Q5 所見を述べてください．

❶ 右上肺野に無気肺
❷ 右上葉にコンソリデーション
❸ 両側びまん性にすりガラス影
❹ 右上肺野に空洞病変
❺ 右胸水

あ，読影の基本は皆さん，もうご存じだという前提で進めますね．基本については『レジデントのためのやさしイイ胸部画像教室』を参照してください．

何気なく問題を出しましたけど，これだけで所見，わかりますか？？

既往歴にさりげなく書いてあった，「8年前に肺癌に対して化学放射線療法を行い，終診となっていた．」たぶんこれ，画像診断をするうえでは重要な所見じゃないでしょうか．化学放射線療法後って，結構縦隔が動いたりしますし……ということで，今回の episode 以前の胸部 X 線写真（図2）を確認しますと……．

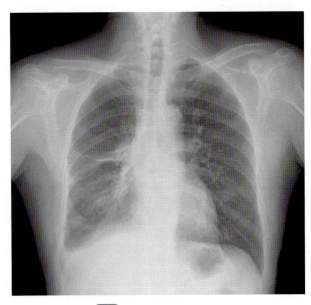

図2　以前の胸部 X 線写真

Case 1　70歳代男性

> **教訓** 以前の胸部X線写真を入手する努力を惜しまない．カンファレンスで「ようわからんなあ，前の写真ないのん？」と聞かれがち！

こちらは5年前のものです．もうちょっと最近のものはないのか，探してみると，たまたま他科で腹部大動脈瘤を指摘され，フォローされていたCTのスカウト画像（図3）が手に入りました．

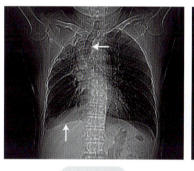
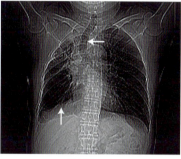

1年3ヵ月前　　　3ヵ月前

図3 CTスカウト画像

この写真を見ると，右上肺野の濃厚な陰影はこのときはありませんが，気管の偏位や右横隔膜の上昇は認められ（図3矢印），8年前の化学放射線療法による放射線肺炎～線維化によって，右上肺がゆっくり収縮してきているようです．

今回はそこにコンソリデーションが乗って，濃厚な陰影になったものと考えられます．したがって右上肺野は無気肺ではなく（❶×），コンソリデーション（❷○），しかも毛髪線とおぼしき線でハッキリ境界されていますから，この陰影は上葉の陰影だとわかります（❷○）．右肋横角も以前から鈍ですので，胸水あり，という所見にはならない（❺×）でしょう．

CTもなんだかんだで撮っています．当初は以前の写真が参照できなかったもようで…（汗）．答え合わせのつもりで見てみましょう（図4）．

Ⅰ コモン編

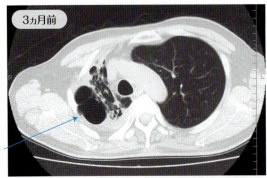

3ヵ月前
囊胞(空洞)

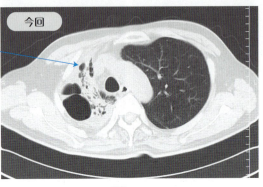

今回
コンソリデーション

図4　CT

右上葉にある囊胞，または空洞（❹○）は，今回の episode 以前からあったようですね．重喫煙者ですから囊胞があったのでしょうか．

> ✓正解　Q5　所見を述べてください．
> ×　❶ 右上肺野に無気肺
> ○　❷ 右上葉にコンソリデーション
> ×　❸ 両側びまん性にすりガラス影
> ○　❹ 右上肺野に空洞病変
> ×　❺ 右胸水

次のスライス（図5）では，3ヵ月前の放射線肺炎像がよく見えます．ぴしっとまっすぐ境されていますね．で，今回は正常だったところにコンソリデーションが出ています．エアブロンコグラムも見られます．

014

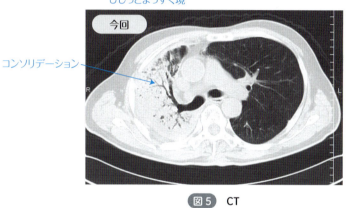

図5 CT

ということで，元々あった放射線肺炎後の変化に，右上葉のコンソリデーションが乗った，そういう所見と考えました．

その他の検査も見ていきましょう．

入院時検査所見

〈血液検査〉

WBC (1000)	34.8	H	LYMPH (%)	1.5	L
NEUT (%)	95.6	H	RBC (1000000)	3.63	L
EOSIN (%)	0.0		HB (g/dL)	11.3	L
BASO (%)	0.3		HT (%)	32.7	L
MONO (%)	2.6		PLTS (1000)	270	

I コモン編

MCV (fL)	90	NA (mmol/L)	140
MCH (pg)	31.1	K (mmol/L)	3.9
MCHC (%)	34.6	CL (mmol/L)	103
CRP (mg/dL)	29.52 HH	CA (mg/dL)	8.4 L
TP (g/dL)	6.9	A型インフルエンザ	(−)
ALB (g/dL)	3.0 L	B型インフルエンザ	(−)
UN (mg/dL)	44.1 H	A/G	0.77 L
CRE (mg/dL)	2.35 H	eGFR	22.2
AST (U/L)	66 H	CPK (U/L)	1537 HH
ALT (U/L)	54 H	溶血	(−)
LDH (U/L)	265 H	乳び	(−)
ALP (U/L)	445 H	CEA (ng/mL)	1.4
G-GTP (U/L)	92 H	プロカルシトニン (ng/mL)	9.71 H
T-BIL (mg/dL)	1.34 H		

Q6 気になる所見は？

1. 肝胆道系酵素上昇
2. 腎機能悪化
3. CK 上昇
4. WBC, CRP の高値
5. プロカルシトニン高値

全部気になるワイ，といわれたらその通りなのですが，問いたかったこととしては，肺炎〜敗血症と考えたときに評価すべき項目でした．

敗血症の SOFA スコアでは，

SOFA スコア

呼吸（P/F 比）
凝固（血小板数）
肝機能（ビリルビン）
循環（平均動脈圧）
中枢神経（GCS）
腎（クレアチニン・尿量）

を確認することになっています．そういう意味では肝胆道系酵素（❶○），腎機能≒循環動態（❷○）が気になる，と答えて頂きたかった．

CK も WBC も CRP もプロカルシトニンも，もちろん気になるでしょうし気にして頂くのですが，予後因子，治療方針の変更までには至らない（❸❹❺△）ということですね．

> **Q6 気になる所見は？**
> ○ ❶ 肝胆道系酵素上昇
> ○ ❷ 腎機能悪化
> △ ❸ CK 上昇
> △ ❹ WBC，CRP の高値
> △ ❺ プロカルシトニン高値

Q7 あと，ほしい検査は？

❶ 喀痰塗抹培養
❷ 血液培養
❸ 尿中抗原（肺炎球菌・レジオネラ）
❹ インフルエンザ抗原
❺ マイコプラズマ迅速

あ，血液培養は必須でしたね．

肺炎から敗血症を疑っているわけですから，喀痰塗抹培養（❶○）と血液培養（❷○）は必須．尿中抗原（❸○）もグラム染色ができない場面では有用ですから，ほしいといえばほしい検査でしょう．

インフルエンザ，マイコプラズマに関しては，臨床的に強く疑うかどうかです．インフルエンザを強く疑うかどうかは，時期的なものと周囲の流行がポイントになります．ただ本症例では，症状が始まってから日数が結構経って

I コモン編

いますので，この段階でインフルエンザの確認をしても治療介入への影響は少ないと考えられ，積極的に勧められるものではない（❹×）でしょう．

臨床情報からはマイコプラズマはじめ非定型肺炎による肺炎の要素（表1）はなさそうですし，マイコプラズマによる敗血症もあまり経験されません．積極的にほしい検査とは言えないでしょう（❺×）．

表1　非定型肺炎の鑑別項目

- 若年者（< 60 歳）
- 基礎疾患なし
- 痰が出ない，ない
- 激しい空咳がある
- ラ音は聴かれない
- 採血して，白血球増多がない（< 10,000/μL）

上記の6項目中4項目以上当てはまるものを非定型肺炎の疑い，3項目以下であれば細菌性肺炎疑い，と取り扱う．

（成人肺炎診療ガイドライン 2017 より引用）

 Q7 あと，ほしい検査は？
- ○ ❶ 喀痰塗抹培養
- ○ ❷ 血液培養
- ○ ❸ 尿中抗原（肺炎球菌・レジオネラ）
- × ❹ インフルエンザ抗原
- × ❺ マイコプラズマ迅速

検査結果

〈喀痰塗抹検査〉
MJ 分類：P3，Geckler 分類：5，好中球：3＋急性炎症所見あり
ヒメネス染色：陰性
グラム染色（図6）
血液培養検査：2セット中2本陽性（図7）

Case 1　70歳代男性

〈感染迅速検査〉
尿中肺炎球菌抗原：（＋），レジオネラⅠ抗原：（－）
インフルエンザA,B：（－）　（やってるやん，汗）

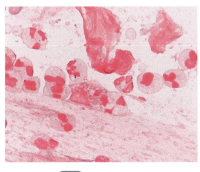

図6　グラム染色

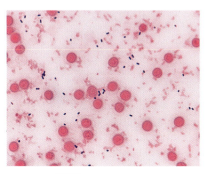

図7　血液培養検査

 Q8 喀痰塗抹／血液培養の結果はどう解釈しますか？

Miller & Jones（MJ）分類：P3，Geckler分類：5，については表2，3を参照してください．しっかりした炎症の現場から採取された，よい痰だということですね．

表2　Miller & Jones 分類

M1	膿を含まない粘液痰
M2	粘液痰に少量の膿が含まれるもの
P1	全体の1/3以下が膿性
P2	全体の1/3～2/3が膿性
P3	全体の2/3以上が膿性

M1やM2の検体というのは，パッと見ほとんど唾液みたいな，膿成分が含まれていない検体で，細菌検査には適していないとされている．P1以上の痰が評価に値する．

019

表3 Geckler 分類

	好中球数（個）	扁平上皮細胞数（個）
グループ1	< 10	> 25
グループ2	10〜25	> 25
グループ3	> 25	> 25
グループ4	> 25	10〜25
グループ5	> 25	< 10
グループ6	< 25	< 25

塗抹標本で，100倍で1視野あたり好中球〔病変部（肺）由来と考えられる〕と扁平上皮細胞（口腔内由来と考えられる）の個数を数え，好中球が多くて扁平上皮細胞が少ないもの（グループ4と5）を「よい痰」と評価します．

喀痰塗抹検査はグラム陽性球菌1＋（双球菌貪食像あり），血液培養検査でもグラム陽性双球菌がしっかり見え，尿中肺炎球菌抗原＋もあわせて肺炎球菌肺炎＋菌血症であると確認しました．

Q8 喀痰塗抹／血液培養の結果はどう解釈しますか？
肺炎球菌が見られ，肺炎球菌肺炎と考えられる
血液培養でも肺炎球菌が見られ，菌血症と考えられる

ここで菌血症という言葉が出てきました．敗血症とどう違うのか．菌血症は「菌が血中にいる，血液培養で菌を検出した状態」で，敗血症は「感染に対する宿主生体反応の調節不全で，生命を脅かすような臓器障害」ですから，微妙に異なる概念です．通常は菌血症の結果，敗血症になるものですが，菌血症＝敗血症ではありません．

また，治療についても，菌血症や敗血症だからといって特別な治療を必要とするわけではありませんが，菌血症がある場合，抗菌薬の投与期間が長め（10〜14日間）に設定されることが多いです．

それでは治療について考えましょう．在宅で発症した肺炎で，市中肺炎と考えます．ちなみに在宅でも表4の定義を満たすものは医療・介護関連肺炎

(nursing and healthcare-associated pneumonia：NHCAP)の範疇に入りますが，本症例では満たさないため市中肺炎として扱います．

表4　NHCAPの定義

- 長期療養病床または介護施設に入所
- 90日以内に病院を退院した
- 介護*を必要とする高齢者，身体障害者
- 通院にて継続的に血管内治療*を受けている

＊介護：身の回りのことしかできず日中の50%以上をベッドで過ごす
＊血管内治療：透析・抗菌薬・化学療法・免疫抑制薬など

市中肺炎ではA-DROP（表5）で入院適応を決めます．

表5　A-DROP

A	Age（年齢）	男性≧70歳，女性≧75歳
D	Dehydration（脱水）	BUN≧21または脱水
R	Respiration（呼吸）	SpO_2≦90%
O	Orientation（意識障害）	
P	Pressure（血圧）	収縮期≦90mmHg

A-DROPの各項目を満たすと1点．合計点で入院適応を決める．
　0点：軽症→外来治療
　1〜2点：中等症→外来，または入院治療
　3点以上：重症→入院治療
　4点以上→ICU入室のうえ治療

本症例では

A：男性≧70歳
D：BUN≧21
R：×
O：×
P：収縮期≦90mmHg

I コモン編

と，3項目を満たしますから重症扱い，当然入院が必要です．入院後適切な治療薬投与により，経過は順調で（図8），入院4日目以降は解熱し，軽快退院されました．

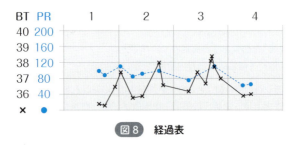

図8　経過表

Q9　治療薬は？

「喀痰から肺炎球菌が得られた」「血液培養でも肺炎球菌陽性」「尿中肺炎球菌抗原も陽性」ということで，ペニシリンが第一選択となります．

市中肺炎の治療で大切なことは，最も頻度の高い肺炎球菌肺炎を，できるだけ狭域スペクトラムの抗菌薬≒ペニシリンで治療することです．できればペニシリンG，若干広めでもアンピシリン点滴を選択したいところ．スルバクタム・アンピシリンのような広域抗菌薬を使うのは，原因菌の手がかりが得られないエンピリックな場合だけにしておきたいですね．

✓正解　Q9　治療薬は？
　　　　　ペニシリンG，アンピシリンでも可

▶診断名　**肺炎球菌肺炎**

Case 1　70歳代男性

突っ込まれドコロ！

市中肺炎はコモンディジーズですから，一通りの知識は早いうちに付けておく方がいいでしょう．カンファレンスでは「基礎知識を持ってるかな？」という確認，挨拶代わりに尋ねられることも多いものです．一度身につけて数例経験すれば，ある程度は自分で診療できるようになるでしょう．

★市中肺炎のまとめ

典型的な経過・症状	・急性（数日）の経過 ・上気道症状（がいったん軽快して）からの咳・（膿性）痰・発熱・呼吸困難
診察・検査所見	・頻呼吸・低酸素血症 ・片側の呼吸音減弱 ・coarse crackles ・胸部X線写真上片側優位のコンソリデーション ・炎症所見
抗菌薬の選択	・良質な喀痰を得る努力をする ・喀痰に肺炎球菌の貪食像があればペニシリン

I コモン編

Case 2

60歳代男性
1～2週間の経過の，発熱，緑色喀痰，咳嗽，食欲低下

市中肺炎の王道，肺炎球菌肺炎について学んだ後は，似た経過のこんな症例についても学習しておきましょう．

病歴

〈主訴〉
発熱，咳嗽，喀痰

〈現病歴〉
2週間前から発熱，咳嗽，喀痰あり，一度症状は軽快したが，1週間ほど前より，38.0℃の発熱，緑色喀痰，咳嗽，食欲低下が生じた．
本日昼食後に解熱剤と胃薬を内服し，その2時間後にトイレで倒れており，声かけに反応しない患者を家族が発見し救急要請があった．家族，救急隊の呼びかけで意識は清明に戻ったが，SpO_2 92%と低下していた．トイレに立った前後の記憶はないとのこと．

〈既往歴〉
9年前より *M.avium* 排菌陽性にて当科かかりつけ．画像フォローのみ，内服治療歴なし．

〈生活歴〉
飲酒歴：機会飲酒
喫煙歴：経験なし
職業：パート勤務

〈アレルギー〉
抗菌薬で蕁麻疹（詳細不明，若い頃は多かったが，最近はあまりないと）

病歴からの第一印象は？

① 肺炎はありそう
② *M. avium* の関与を疑う
③ 昼食後服用した薬がクサイ
④ 意識消失の原因が気持ち悪い

2週間前から発熱，咳嗽，喀痰があっていったん軽快した後に，高め（38.0℃）の発熱，緑色喀痰，咳嗽，食欲低下が生じた．この経過は上気道炎～二次感染としての肺炎発症に典型的な経過です（❶◎）．

既往歴に *M. avium* 排菌陽性（非結核性抗酸菌症）がありますが，通常悪化するにしても経過はゆっくりであることが多く，こういう経過になることは少ないと思います（❷△）．

直接の来院契機は一過性の意識消失で，過去の薬剤アレルギー歴もありますから，薬剤摂取を契機に生じた episode の可能性もあります（❸◯）．薬剤性の失神に加えて，アナフィラキシーの可能性を想定する場合，その他の症状，徴候を確認することも大切です．

それ以外にも意識消失については，一過性で済んでいるのか，現在きちんと戻っているのか，原因は，など，きちんと詰めておかないと気持ち悪いですね（❹◎）．

  病歴からの第一印象は？

◎ ① 肺炎はありそう
△ ② *M. avium* の関与を疑う
◯ ③ 昼食後服用した薬がクサイ
◎ ④ 意識消失の原因が気持ち悪い

I コモン編

> **Q2 病歴で他にほしい情報は？**
> ❶ 最近の ADL
> ❷ 糖尿病の有無
> ❸ 不整脈の有無
> ❹ 最近温泉に行ったか

上で示されている病歴以外にほしい情報として，1つは発熱，咳・痰，食欲低下に関するものと，もう1つは意識消失によるものがあるでしょう．

前者は肺炎にまつわる，最近の ADL（❶◎），誤嚥の有無などを．最近温泉に行ったか（❹△）はレジオネラを念頭に置いていますが，本症例では強く疑う感じではありませんね．

後者でしたら失神の原因として糖尿病の有無（❷◎）と不整脈の有無（❸◎），意識障害が遷延していれば AIUEOTIPS も要チェックですが，取り急ぎバイタルと身体所見をチェックしましょう．

AIUEOTIPS［意識障害の鑑別診断を覚えやすく列挙したものの頭文字］

Alcohol（アルコール）
Insulin（低血糖／高血糖）
Uremia（尿毒症）
Encephalopathy（脳症），Endocrine（内分泌），Electrolyte（電解質異常）
Oxygen（低酸素血症），Opiate（薬物中毒）
Trauma（外傷），Temperature（体温異常）
Infection（感染症）
Psychiatric（精神疾患），Porphyria（ポルフィリア）
Stroke/SAH（脳血管障害），Shock（ショック），Seizure（痙攣）

Case 2 60歳代男性

✓正解 Q2 病歴で他にほしい情報は？
- ◎ ❶ 最近のADL
- ◎ ❷ 糖尿病の有無
- ◎ ❸ 不整脈の有無
- △ ❹ 最近温泉に行ったか

診察記録

〈バイタルサイン〉
　血圧：143/85 mmHg
　脈拍：106/分　整
　体温：39.2℃
　呼吸数：20/分
　SpO_2：92〜95%（room air）
　JCS：0
　意識清明

〈頭・頚部〉
　眼瞼結膜：貧血（−）
　頚部リンパ節：腫脹（−）
　甲状腺：腫大（−），圧痛（−）

〈口腔〉
　口腔内乾燥：軽度

〈胸・背部〉
　左下肺に coarse crackles 聴取
　CVA 叩打痛（−），左肋骨下部に咳嗽時の疼痛（+），圧痛軽度（+）

〈心音〉
　整，雑音（−）

〈腹部〉
　平坦やや張っている，腸蠕動音正常，圧痛・自発痛（−）

〈四肢〉
　冷感（−），浮腫（−），ツルゴール軽度低下，皮膚乾燥（−），両足背動脈触知良好

I コモン編

Q3 この時点での鑑別診断は？

① 肺炎はありそう
② 敗血症が疑わしい
③ アナフィラキシーが疑わしい
④ やはり意識消失は一過性であった

SpO_2低下，呼吸数増加，呼吸音の所見などから，肺炎がありそうだとわかります（①◎）．しかし敗血症にまでなっているかどうかは確証がありません（②△）．悪寒戦慄もないですし．

意識低下は，来院時意識清明であったことから一過性であったと考えられます（④○）．アナフィラキシーとするには，皮膚症状や消化器症状など，他の症状が少なすぎるように思います（③×）．早く検査が見たいところですが，もう少し待ちましょう．

✓正解 Q3 この時点での鑑別診断は？
◎ ① 肺炎はありそう
△ ② 敗血症が疑わしい
× ③ アナフィラキシーが疑わしい
○ ④ やはり意識消失は一過性であった

Q4 やるべきことは？

① 胸部X線写真
② 胸部CT
③ 喀痰培養，尿培養，血液培養
④ プロカルシトニン測定
⑤ 広域抗菌薬投与

028

ここまでで，だいぶ肺炎はカタいのではないでしょうか．早く検査を確認したいところですね．

検査として，胸部X線写真は必須ですが（❶◎），それでハッキリすればCTは必須とは言えないでしょう（❷△）．喀痰培養，尿培養，血液培養は必須ですね（❸◎）．プロカルシトニン測定は必須とは言えませんし（❹△），広域抗菌薬投与は×（❺）でしょう．

正解 Q4 やるべきことは？
- ◎ ❶ 胸部X線写真
- △ ❷ 胸部CT
- ◎ ❸ 喀痰培養，尿培養，血液培養
- △ ❹ プロカルシトニン測定
- × ❺ 広域抗菌薬投与

入院時検査所見

〈血液検査〉

WBC (1000)	11.9 H	ALB (g/L)	2.8 L
SEG/NEUT (%)	87.3 H	UN (mg/dL)	7.6 L
EOSIN (%)	0.2	CRE (mg/dL)	0.35 L
BASO (%)	0.1	AST (U/L)	12 L
LYMPH (%)	5.1 L	ALT (U/L)	11
RBC (1000000)	3.74	LDH (U/L)	161
HB (g/dL)	11.1 L	ALP (U/L)	250
HT (%)	33.9 L	G-GTP (U/L)	22
PLTS (1000)	314	T-BIL (mg/dL)	0.62
MCV (fL)	91	NA (mmol/L)	141
MCH (pg)	29.7	K (mmol/L)	3.6
MCHC (%)	32.7	CL (mmol/L)	107
CRP (mg/dL)	17.48 H	A/G	1.12
TP (g/dL)	5.3 L	eGFR	135.3

血液検査では，炎症所見以外にはあまり問題なさそうですね．

I コモン編

左下肺に coarse crackles を聴取したことから，胸部 X 線写真では，左下に陰影がありそうです．実際に見てみましょう（図1）．

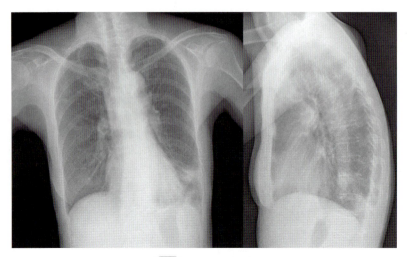

図1 胸部 X 線写真

> **Q5 所見を述べてください．**
> ❶ 左胸水
> ❷ 左上葉に空洞病変
> ❸ 左下肺野に無気肺
> ❹ 左上葉にコンソリデーション
> ❺ 左下葉にコンソリデーション

胸部 X 線写真の所見は，左下肺野のコンソリデーションですね．左横隔膜が多少ぼやけているようでもあり，肋横角も若干鈍かもしれませんが，胸水の存在はハッキリしません（❶△）．

コンソリデーションのシルエットサインは，どの線とも陽性ではありません．まず心陰影と陰性なので下葉の陰影だろうと思われます（❺◎）．左上葉には特に異常はないと考えます．また，容量減少所見も認めないことから，この濃度上昇は無気肺ではない（❸×）とも考えます．

Q5 所見を述べてください．
△ ❶ 左胸水
✕ ❷ 左上葉に空洞病変
✕ ❸ 左下肺野に無気肺
✕ ❹ 左上葉にコンソリデーション
◎ ❺ 左下葉にコンソリデーション

CT では（図2）……，

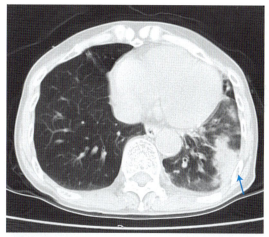

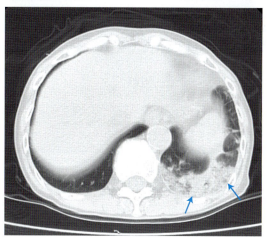

図2 CT

I コモン編

確かに左下葉のコンソリデーション（矢印）でした．胸水はありません．というわけで，肺炎の診断でよいと思います．

以上より，左下葉の肺炎と診断しました．それでは治療を考えます．まずCase1 で述べた A-DROP（☞ 021 頁）で入院適応を考えます．

> **A-DROP**
> 年齢− ×
> BUN 上昇− ×
> 呼吸不全±呼吸数 24 回で軽度増加あり ○
> 意識障害− ×
> 血圧低下なし ×
> → 1〜2点：中等症→外来，または入院治療

意識障害の項目に関して，一過性意識低下の episode があり，頭部 CT を撮影されていますが，脳に器質的な病変はなく，ECG も確認しましたが不整脈も認めませんでした．意識は来院時にはすっかり回復していました．従ってここでは「意識障害なし」としています．

 さて肺炎，治療はどうしましょうか……．
　❶ 治療開始前にグラム染色を見たい
　❷ まずはペニシリンで
　❸ ここはキノロンで
　❹ 尿中抗原が見たい！　どうしても！

肺炎といえば，もちろんグラム染色を見たい（❶◎）わけですが，尿中抗原については，過去の感染でも陽性になったりしますから，どうしても！とまで強く思うわけではありません（❹△）．喀痰がどうしても取れない，というときにはやむを得ません．まあ取っておきましょう．

本症例で使うべき抗菌薬については，いささか難しくて，グラム染色なしだと，まずはペニシリンでいけばいい（❷◯），ってなものですが，ちょっと経過が長くて地味な症状が若干気になるのです．喀痰の確認と，ペニシリンできちんとよくなるかどうか，確認が必要です．

ただまあ，キノロンでいく，という発想にはならない（❸×）ように思います．効くとは思いますが……．理由はここで改めて書くまでもないと思いますが，のちのちおわかりになるでしょう．

✓正解 **Q6** さて肺炎，治療はどうしましょうか……．
◎ ❶ 治療開始前にグラム染色を見たい
◯ ❷ まずはペニシリンで
× ❸ ここはキノロンで
△ ❹ 尿中抗原が見たい！　どうしても！

ちなみに，喀痰塗抹グラム染色でこんな感じの菌が見えました（図3）．

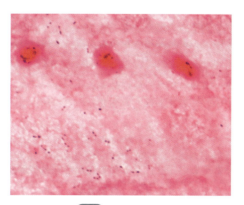

図3　グラム染色

グラム陰性桿菌（Gram negative rods：GNR）ですね．喫煙者だし，*H. influenzae* かも．こちらでは SBT/ABPC（スルバクタム・アンピシリン）が開始されました．入院3日目までの経過表はこんな感じ（図4）．

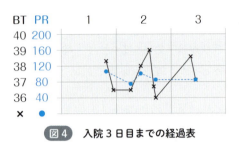

図4 入院3日目までの経過表

Q7 評価はいかがですか.

❶ うまくいっている．このままでいきましょう．
❷ どこがやねん！　治療替えなアカンやろ．
❸ やっぱり菌が●●●なので，●●●●●●かなあ．
❹ ペニシリン系（PCs）が効かない，ひょっとしたら●●●●●なんでしょうか．

なぜか関西弁丸出しになってしまいましたが，カンファレンスではこんな感じだったりしますので，まあ臨場感があると思って頂ければ．

さて治療経過です．治療というものはある意味開始してからが勝負で，想定通りにことが進んでいるか，期待した効果が得られているか，はたまた合併症・副作用が生じていないか，ということを考えながら経過を見るわけです．

肺炎だったら，そもそもの症状，すなわち発熱や呼吸状態がどのように変化しているかを見なくてはなりません．発熱はシンプルですが，呼吸状態だったらまず呼吸数．ハアハアしていたのが安らかな呼吸になっていたら，それは効果ありでしょう．

SpO_2 だって大事ですが，いつの間にか？投与されている酸素流量が変わっていたりすることがあるのでご注意を．SpO_2 も血ガスも，同じ酸素の条件で比較しないと単純には評価できません．もちろん状態がずいぶん変わって

いるのに，無理やり同じ条件を維持する必要もありませんし，明らかに必要酸素流量が減っていればそれはめでたいことです．

> **教訓** SpO₂，血ガスを記載，評価するときは必ず酸素条件を併記する．

で，本症例の経過ですが，3日目なのに解熱していません．SpO₂もあまりよくなっていませんでした．治療がうまくいっているとはいいがたい（❶×）．やっぱり経過がちょっと地味だし，グラム染色で見えた菌が GNR なので，*H. influenzae* ⇒ BLNAR（β-lactamase negative ampicillin resistant）かなあ（❸○）．と考えるわけです．じゃあ，治療替えなアカンやろ（❷○）．

でも，PCs が効かない，イコール，ひょっとしたらレジオネラなんでしょうか（❹×），とはならないでしょう．やっぱりレジオネラって，それなりの，それっぽい特徴（肺炎だけど肺だけじゃない）があって疑われるものであって，PCs が効かない，というキーワードだけで診断されるべきではないと考えます．

> **✓正解 Q7** 評価はいかがですか．
> × ❶ うまくいっている．このままでいきましょう．
> ○ ❷ どこがやねん！ 治療替えなアカンやろ．
> ○ ❸ やっぱり菌が GNR なので，BLNAR かなあ．
> × ❹ ペニシリン系（PCs）が効かない，ひょっとしたらレジオネラなんでしょうか．

ということで，抗菌薬 SBT/ABPC は効いていないのではないか，となったタイミングで，細菌検査室から培養（*H. influenzae*），および薬剤感受性結果がもたらされました．結果はこちら（表1）．

I コモン編

表1 薬剤感受性結果

薬剤名	MIC値	SIR	薬剤名	MIC値	SIR
ABPC（アンピシリン）	4	R	SBT/ABPC（スルバクタム・アンピシリン）	1	R
MPIPC（オキサシリン）			AMK（アミカシン）		
PCG（ペニシリン）			ABK（アルベカシン）		
CVA/AMPC（クラブラン酸・アモキシシリン）	2	R	GM（ゲンタマイシン）		
CCL（セファクロル）	2	R	CAM（クラリスロマイシン）	4	S
CEZ（セファゾリン）			EM（エリスロマイシン）		
CTM（セフォチアム）	1		CLDM（クリンダマイシン）		
CDTR-PI（セフジトレン・ピボキシル）	≦0.03		MINO（ミノサイクリン）		
CFIX（セフィキシム）	1	S	TC（テトラサイクリン系）	≦0.5	S
CTX（セフォタキシム）	0.25	S	CP（クロラムフェニコール）	≦0.5	S
CTRX（セフトリアキソン）	≦0.12	S	TEIC（テイコプラニン）		
CFPM（セフェピム）	2	S	VCM（バンコマイシン）		
CZOP（セフォゾプラン）	4		LZD（リネゾリド）		
CMZ（セフメタゾール）			CPFX（シプロフロキサシン）	≦0.12	S
IPM（イミペネム）			LVFX（レボフロキサシン）	≦0.12	S
MEPM（メロペネム）	≦0.12	S	ST（スルファメトキサゾール・トリメトプリム）	≦5	S
			FOM（ホスホマイシン）		

> **で，どうしますか？**
> ❶ 黙ってそのまま継続！
> ❷ CTRX に変更
> ❸ 治りが悪いので MEPM を使っておこう
> ❹ 何にでも効く LVFX にしておこう

……これ，もういいですね．Q にするほどでもありませんでした．CTRX（セフトリアキソン）に変更です（❷○）．MEPM（メロペネム）や LVFX（レボフロキサシン）をこんなところで無駄遣いする意味がわかりません……（❸❹×）．

> ✓正解 **Q8** で，どうしますか？
> × ❶ 黙ってそのまま継続！
> ○ ❷ CTRX に変更
> × ❸ 治りが悪いので MEPM を使っておこう
> × ❹ 何にでも効く LVFX にしておこう

変更後はこういう経過でした（図 5）．解熱してからは食事摂取も改善し，元気になられて退院となりました．

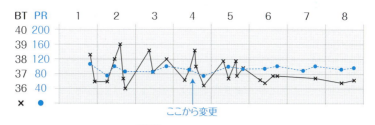

図 5 変更後の経過表

……で，スルッと終わろうかとも思いましたが，やっぱり感受性検査の見かたも，ごく簡単に説明しておきましょう（詳しくは成書を参照してください）．

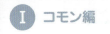

表1をご覧ください．MICというのは，最小発育阻止濃度（minimum inhibitory concentration）といい，その抗菌薬がどのくらいの濃さになったら菌が生えてこないかを表すものです．当然，数字が小さい方が，薬がよく効くということですが，菌と薬によって臨床的に「効く」かどうかを判定するMIC（＝ブレイクポイント）が異なっています．

いちいちこちらでMIC値から判断するのも大変ですから，

> S：susceptible ＝感受性あり
> I：intermediate ＝中間
> R：resistant ＝耐性

と表記してくれているのです．まあ，Sだったら効く，Rだったら効かない，Iだとケースバイケース，基本はSを選択する，みたいな感じで考えておかれるといいでしょう．

表1では感受性のある薬剤のうち，ABPC（アンピシリン），SBT/ABPC，CVA/AMPC（クラブラン酸・アモキシシリン），CCL（セファクロル）がRで，その他はSです．Sだったらどれも同じ，ということはなくて，やはり少ない量で効く＝MICの小さなものは効果が高い，と考えていいでしょう．もちろん投与量にもよってくるのですが……．

というわけで，表1内でS，中でもMIC値の少ない（1未満の）ものから選ぶと，CTRXやCTX（セフォタキシム），それにペネム系やキノロン系となるので，その中ではなるべく狭域のセフェム系で，みたいなことになるわけです．

▶ 診断名 **BLNAR 肺炎**

突っ込まれドコロ！

Case1に引き続き市中肺炎症例の，病歴である程度急性の呼吸器感染症を疑い，身体診察で当たりを付けて（検査前確率を上げておいて），胸部画像や血液検査でダメ押し，喀痰グラム染色〜培養で治療方針決定と調整，という流れをご覧頂きました．だいたい突っ込まれドコロも見えてきたのではないでしょうか．

抗菌薬の選択のところでは，指導医のこだわり度合いを見て取れますので，カンファレンスで余裕ができたら逆に観察してみましょう．

★ *H.influenzae* 肺炎のまとめ

典型的な経過・症状	・COPD 患者 / 喫煙者，副鼻腔気管支症候群患者，気管支拡張症患者などに多い． ・肺炎球菌肺炎よりもやや緩徐な発症． ・悪寒戦慄がない．
画像上の特徴	気管支肺炎パターン
抗菌薬の選択	・スルバクタム・アンピシリン ・セフトリアキソン（BLNAR が考えられる場合）

I コモン編

Case 3

40歳代男性
3週間前からの痰

これも外来におけるピットフォール症例です．後から考えると，間違いとなるヒントは病歴に隠れていたりするのですが，通り一遍の診療だとハマってしまう．丁寧さが求められますよ．

病歴

〈主訴〉
喀痰，発熱

〈現病歴〉
3週間前から痰がよく出るようになった．今朝から発熱37.5℃となり当科受診となる．咽頭痛や鼻汁などは自覚していない．

〈既往歴〉
幼少時から喘息，アレルギー性鼻炎，アトピー性皮膚炎あり．近医にて下記処方されている．
2年前　肺炎（詳細不明）

〈内服薬〉
ムコダイン®（L-カルボシステイン）
アレロック®（オロパタジン塩酸塩）：アレルギー性鼻炎
フルタイド200®（フルチカゾンプロピオン酸エステル）：喘息
ステロイド外用薬：体
プロトピック®（タクロリムス水和物）：顔に

〈家族歴〉
特記事項なし

〈生活歴〉
飲酒歴：なし
喫煙歴：なし

〈アレルギー〉
特記事項なし

 Q1　鑑別診断として，考えられる疾患は？
❶ 細菌感染症
❷ 抗酸菌感染症
❸ ウイルス感染症
❹ アレルギー性疾患

病歴の情報が少ないので，なかなかこれだけでは絞れるものではありません．3週間前からの痰，それと今朝からの37.5℃発熱が一連のものなのか，たまたま（必然？）の合併であるのか，それすらもハッキリしませんね．

40歳代ですし，まずは「オッカムの剃刀」で一連のものと考えると，急性感染症，すなわち一般的な細菌感染症，急性ウイルス感染症は可能性が低い（❶△）．ただし膿瘍や，ある種のウイルス感染症はあり（❸○）でしょう．

> **オッカムの剃刀**
>
> 患者さんに起こっている各々の症状・所見が一元的に説明できるような鑑別診断を考えること．これに対して症状に対して複数の原因を探すべきだ，という考えを「ヒッカムの格言」という．

経過の長さからすると抗酸菌感染（❷○）は外せません．あくまで一連の経過をひとくくりで考える場合ですが．ただし既往にハッキリした結核の接触などはないようですし，極端な免疫低下を示唆する情報もありません．

それ以外に経過からはアレルギー性疾患（❹○），広い意味の自己免疫性疾患や血管炎なども考えられます．

I コモン編

✓正解 Q1 鑑別診断として，考えられる疾患は？
- △ ❶ 細菌感染症
- ○ ❷ 抗酸菌感染症
- ○ ❸ ウイルス感染症
- ○ ❹ アレルギー性疾患

診察記録

〈バイタルサイン〉

脈拍：118 / 分

体温：38.2℃

SpO_2：97%

〈胸部〉

左前胸部で wheeze を少し聴取

左下肺で呼吸音減弱

〈腹部〉

平坦軟，腸雑音減弱・亢進なし，圧痛（−）

排便 1 日 1 行

〈四肢・体幹〉

両側下腿浮腫（−），両側足背動脈触知良好

〈血液検査〉

WBC（1000）	10.8	CRE（mg/dL）	0.90	
NEUT（%）	86.1	AST（U/L）	25	
EOSIN（%）	1.0	ALT（U/L）	41	H
BASO（%）	0.2	LDH（U/L）	241	H
MONO（%）	5.7	ALP（U/L）	261	
LYMPH（%）	7.0	G-GTP（U/L）	28	
RBC（1000000）	5.08	T-BIL（mg/dL）	1.03	
HB（g/dL）	16.6	NA（mmol/L）	137	
HT（%）	47.5	K（mmol/L）	4.0	
PLTS（1000）	217	CL（mmol/L）	98	L
CRP（mg/dL）	3.46　H	eGFR	78.5	
UN（mg/dL）	10.0			

〈胸部 X 線写真〉（図 1）

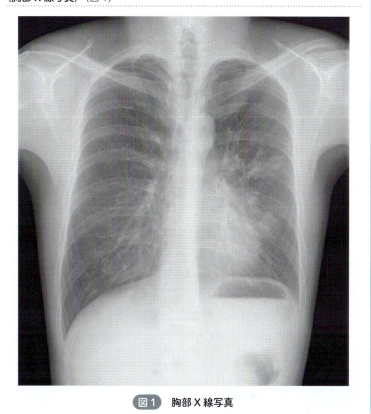

図1 胸部 X 線写真

Q2 ここまでの情報で鑑別診断は？

❶ 真菌感染症
❷ 抗酸菌感染症
❸ 慢性好酸球性肺炎
❹ 慢性経過の気道病変＋急性感染症

　血液検査からは若干の炎症所見，胸部 X 線写真では左中肺野，3〜4 弓シルエット陰性，つまり左下葉の濃度上昇がありそうです．コンソリデーションでしょうか．ハッキリとした所見がありますから，ある程度しっかり肺に病

I コモン編

変を作る，急性ないし比較的ゆっくりした経過を持つ感染症，が考えやすそうです．

ゆっくりした経過によく合致するのは真菌や抗酸菌の感染症ですが，真菌感染症を来たすのは通常もっと免疫力が低下した状態です（❶△）．HIV 感染があるにしては他の症状，症候が少ないですし，他の基礎疾患もあまりありそうにない．それよりも抗酸菌感染症であれば，経過もよく合致するでしょう（❷◯）．

亜急性〜慢性経過の気道病変があって，そこに急性感染症が合併した，ということであれば経過としては矛盾しません（❹◯）が，既往歴がハッキリしないのが気になります．もっと突っ込んで病歴をとるなり以前の画像を探すなりする必要があるかもしれません．

この経過で，感染以外でハッキリとした陰影を呈する疾患としては，慢性好酸球性肺炎（❸◯）や間質性肺炎がありますが，陰影が片側であるので前者の方が考えやすいかもしれません．

正解 **Q2 ここまでの情報で鑑別診断は？**
- △ ❶ 真菌感染症
- ◯ ❷ 抗酸菌感染症
- ◯ ❸ 慢性好酸球性肺炎
- ◯ ❹ 慢性経過の気道病変＋急性感染症

Q3 本症例の治療はどうしますか？
1. 喀痰検査
2. 抗菌薬投与
3. 無治療経過観察
4. ステロイド投与

外来の現場で，治療についてはどう考えるか．本症例を感染症と想定したとして，若年であり，重症度は低いと考えられるため，そのまま外来診療になるかと思われます．で，どうするかですね．あまり症状が強くないので治療なし，ないしは対症療法でもう少し経過を見るのか，感染にしても感冒ではなさそうですし，そこそこ派手な陰影がありますから無治療はない（❸×）．抗菌薬なんかを投与するのか，まずは喀痰やその他検査を行うのか……．

しかし抗酸菌感染症の可能性を少しでも想定したのであれば，まずは喀痰検査（❶○）をすべきでしょう．他の感染症にしても，感染を想定した時点で喀痰検査がほしいところです．どうしても痰が出ない，症状を何とかしてほしい，というときには抗菌薬投与はやむを得ないかもしれません（❷△）が，後に述べる配慮が必要です．

それと慢性好酸球性肺炎を想定してステロイド投与（❹×），これも悪手です．感染症の可能性があるのにステロイドを安易に投与するのは厳禁．気管支鏡などの検査を経て，診断に至ってから投与すべきです．

✓正解　Q3　本症例の治療はどうしますか？
- ○ ❶ 喀痰検査
- △ ❷ 抗菌薬投与
- × ❸ 無治療経過観察
- × ❹ ステロイド投与

本症例では，そこそこの経過であった痰症状は喘息のコントロールがよくなかったのではないか，プラス今回は急性の肺炎ではないか，と考えられて，抗菌薬の投与が行われていました．喀痰も外来受診中には「出ない」とのことで採られなかったようです．

コモン編

> **Q4** では,その際に選択するのが望ましい経口抗菌薬を1つ選択してください.
>
> ❶ ペニシリン系
> ❷ セフェム系
> ❸ マクロライド系
> ❹ キノロン系

本例では,患者さんが「なかなか外来に来られないし,一発で？ 治る薬を出してほしい」と希望されたとのことで,そのときの担当医は,何にでも効く！？ LVFX（レボフロキサシン）を処方されました.私だったら,狭域,かつ切れ味のよいペニシリン系（❶○），AMPC（アモキシシリン）あたりを投与しますけど.さて,どうなりましたか……．

 Q4 その際に選択するのが望ましい経口抗菌薬を1つ選択してください.
○ ❶ ペニシリン系
× ❷ セフェム系
× ❸ マクロライド系
× ❹ キノロン系

結局患者さんはその1週間後「熱がなかなか下がらない」と再診されました.昼間も 37.0℃以上,夜間には 37.5℃以上になると.そこで LVFX を継続され,もう1週間.そのときには解熱傾向あり,36℃台になってきた,とのことで抗菌薬は終了となっています.

しかしその3週間後,いったん治まっていた痰と咳がまた出てきた,と再診されました.そのとき熱は出ていませんでしたが,2日前から左前胸部痛を自覚していました.

SpO_2 97,脈拍 91.身体所見は前回同様でした.胸部X線写真ではご覧の通りです（図2）．

Case 3　40歳代男性

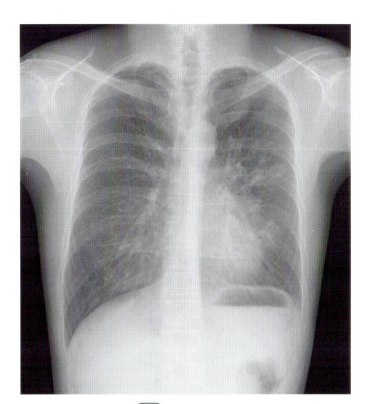

図2　胸部 X 線写真

 何事でしょうか？
❶ 病勢の改善
❷ 病勢の悪化
❸ 新たな発癌
❹ 気胸の発症

胸部X線写真では陰影の悪化，左下肺野に加えて中肺野にも陰影が出現しています．

ということでもうおわかりでしょう．これだけ抗菌薬を使用していて，比較的ゆっくりとした経過で（←ここがポイント）病勢が悪化してくる（❷○）．

いかにも抗酸菌感染症，という感じではないでしょうか．

発癌して発育，と考えるには時間経過があまりにも早すぎ（❸×），気胸は所見が異なります（❹×）．

> ✓正解 Q5 何事でしょうか？
> × ❶ 病勢の改善
> ○ ❷ 病勢の悪化
> × ❸ 新たな発癌
> × ❹ 気胸の発症

Q6 何が必要でしょうか？
❶ 喀痰検査
❷ 気管支鏡検査
❸ 広域抗菌薬投与
❹ ステロイド投与

細菌感染症と抗酸菌感染症では，時間経過がずいぶん違います．それは，分裂速度がずいぶん違うから．例えば大腸菌は20分に1回分裂します（☞3頁）．

それに対して，結核菌始め抗酸菌は一般的に分裂速度が遅いものです．非結核性抗酸菌（non tuberculous mycobacteria：NTM）の中には迅速発育菌というものもありますが，*Mycobacterium avium complex*（MAC）を含めて多くは遅いもの．結核菌で1回の分裂に15時間ほどかかるといわれています．

こちらも理想的環境下ですが．

つまり環境が同じと仮定して，分裂に必要な時間が 45 倍も違うのです．細菌性肺炎だと症状が出始めて，病院に来なくてはならないほど（極期）になるのに 1 〜 3 日ぐらいのところ，結核だと 45 〜 135 日ほどかかる，あくまでおおざっぱな，感覚的な計算ですが，それぐらいの時間経過を考えて頂ければいいのではないかと思います．

比較的若い患者さんに気道症状があり，1 〜 3 ヵ月程度の経過で陰影が増えてくるようなケースではやはり抗酸菌感染症，特に結核を考えるべきでしょう．もっとまれな感染症もありますが，とにもかくにも，公衆衛生的観点からも，結核の診断はマストです．喀痰抗酸菌検査（塗抹，培養，PCR）（❶◎）を大至急行いましょう．喀痰が出なければ胃液培養や気管支鏡を行うべきで（❷○），これ以上の抗菌薬投与（❸×）や，ましてやステロイド投与（❹×）は厳に慎んで頂きたい．

> **✓正解　Q6　何が必要でしょうか？**
> ◎ ❶ 喀痰検査
> ○ ❷ 気管支鏡検査
> × ❸ 広域抗菌薬投与
> × ❹ ステロイド投与

そして結核を疑ったら接触歴，既往歴をもう一度根掘り葉掘り聞きましょう．特に感染リスクの高い同居家族，それに近い接触をしていた人の結核罹患は必須です．

そしてご本人の問題として，免疫低下を来たすような状態ではないか，HIV 感染はもちろん他の基礎疾患も一通り調べる必要があるでしょう．

本症例では，喀痰塗抹検査にてガフキー 10 号の抗酸菌を検出し，TB-PCR 陽性であったことから，専門施設に入院加療としました．

家族歴は，本人からの聴取では特記事項なしとのことでしたが，後日家人（母親）に聴取したところ，幼少時に同居していた親族が結核であったとのことでした．ただ本人はそれを知らされていなかったそうです．まあ，こんなことがなければ，本人にとって余計な歴史でしかないわけですから，言われていなかったのもやむなしでしょうか．

改めて調べても本人にHIVはじめ免疫低下を来たす疾病はありませんでしたが，多忙で1年ほど前から慢性的に睡眠不足であったとのことでした．睡眠不足も怖いですね〜．

本症例を振り返って考えますと，「途中でLVFXを処方したばかりに，診断が遅れた塗抹陽性肺結核の一例」となってしまいます．LVFXはじめキノロン系抗菌薬は，抗酸菌にちょっと！？効くのですね．

ちょっと！？というのは，一時的に効いて何となく症状がよくな（って，医療機関に来なくな）る．一時的に菌量も減るから，仮にその，よくなった時期に喀痰を採っても塗抹陽性にならないこともある．でも単剤での，しかも中途半端な期間の投与になるため，そのうちに必ず病状が進行し症状が悪化してきて，しかも診断までに相当時間が経ってしまっているものですから，その間にかな〜り菌をばらまき続けてしまう……恐ろしいことです．

やはり「結核にキノロン問題」は恐ろしい．実際にウチであったことでなくても，注意喚起のため，取り上げざるを得ません．

 喀痰を確認せず安易にキノロン系投与すると，結核診断を遅らせることになる．

まだまだ「肺に影⇒キノロン系」とされているケースをそこここで見かけるように思います．診断が付いていない状況で，どうしても抗菌薬を使わなきゃ，患者さんが納得しない，であれば，狭域に参りましょう．経口だったらAMPCですかね．AMPC, 上気道の一般細菌感染には抜群に効きますからね．

この原則さえ守って頂ければ，そんなにややこしいことにはならないはずです．

▶ 診断名　肺結核

重要ポイント

外来で安易にキノロン系抗菌薬投与をされていることはまだまだ多いようですが，「得体の知れない感染症」にキノロン系を使って，いいことなんてほとんどない．むしろ後で大変なことの方が多い，得体が知れなきゃ，とにかく繰り返し喀痰検査すべき，ということを，特に若い皆さんには肝に銘じて頂きたいですね．

★肺結核のまとめ

典型的な経過・症状	何らかの免疫低下や曝露歴があることが多いが，なくても否定はできない．経過は概してゆっくり，慢性である．
画像上の特徴	多種多様なパターンをとる．典型的には空洞を伴う結節・粒状影など．
診断	必ず喀痰検査を行う．
抗菌薬の選択	キノロン系は禁忌といってよい．

Ⅰ コモン編

Case 4
70歳代男性
2週間前からの労作時呼吸困難

この症例では，呼吸器業界ではオーソドックスな病態の，基本的な診断過程を学んで頂きましょう．

病歴

〈主訴〉
労作時呼吸困難　右側腹部痛　食思不振

〈現病歴〉
2週間前より労作時呼吸困難，右側腹部痛，軽度の食思不振が出現し近医受診．その際，胸部X線写真にて異常影を認め，精査加療目的に当科紹介受診となった．

〈既往歴〉
特記事項なし

〈受診時内服薬〉
レスリン®（トラゾドン塩酸塩）　25 mg　1錠
マグミット®（酸化マグネシウム）　330 mg　3錠

〈家族歴〉
兄：胃癌

〈生活〉
飲酒歴：なし
喫煙歴：30本/日×51年（20〜71歳，4年前から禁煙）
職業：建築業
粉塵曝露：なし

〈アレルギー〉
特記事項なし

う〜ん，これだけでは何ともかんとも．診察まで進みましょう．

診察記録

〈バイタルサイン〉
血圧：114/63 mmHg
脈拍：72/分
体温：36.5℃
呼吸数：12/分
SpO_2：94%（room air）
PS：1
ADL：自立

〈頭部〉
眼瞼結膜：貧血（−），黄染（−）
頸部リンパ節：腫脹（−）
腋窩リンパ節：腫脹（−）

〈胸部〉
右下肺：呼吸音減弱
打診：右下肺　濁音
声音振盪：右肺減弱
右側腹部：圧痛・叩打痛（−），自発痛（+）

〈心音〉
整，雑音（−）

〈腹部〉
平坦軟，腸蠕動音正常

〈四肢〉
下腿浮腫，冷感（−）

Q1　この時点での鑑別診断は？

❶ 右側胸水
❷ 右側肺炎
❸ 右側気胸
❹ 右側無気肺

病歴からは2週間程度の経過の労作時呼吸困難と動悸ということで，ちょっと鑑別診断が絞れる感じではありませんが，胸腹部の診察で一気に絞れて参りますね．これが身体診察の面白さ．
SpO_2が94%（room air）．これは正常ではありませんね．何らかの機序で低酸素になっているということです．

I コモン編

で，声音振盪が右肺で低下し，打診で右下肺は濁音．呼吸音は右下肺で減弱，ということで，右下になにやら水濃度以上のものが存在していそうだ，ということがわかります．右側腹部（胸部の下方）には自発痛があるものの圧痛・叩打痛がない，ということで，胸壁よりも内部の病変であると推測されます．ということで，胸水（❶○）や無気肺（❹○）を考えます．広範囲の肺炎でも同様の所見はありえますが，肺炎にしては症状に乏しいですね（❷△）．

> ✓正解 **Q1** この時点での鑑別診断は？
> ○ ❶ 右側胸水
> △ ❷ 右側肺炎
> × ❸ 右側気胸
> ○ ❹ 右側無気肺

入院時検査所見

〈血液検査〉

WBC（1000）	5.6	ALT（U/L）	14
SEG/NEUT（%）	63.3	LDH（U/L）	254　H
EOSIN（%）	1.8	ALP（U/L）	156
BASO（%）	0.4	G-GTP（U/L）	20
MONO（%）	6.7	T-BIL（mg/dL）	0.47
LYMPH（%）	27.8	NA（mmol/L）	140
RBC（1000000）	3.55　L	K（mmol/L）	4.3
HB（g/dL）	11.9　L	CL（mmol/L）	105
HT（%）	35.6　L	CA（mg/dL）	9.1
PLTS（1000）	220	CHE（U/L）	243
CRP（mg/dL）	0.27	D-BIL（mg/dL）	0.06
TP（g/dL）	6.6	A/G 比	1.54
ALB（g/dL）	4.0	eGFR	72.9
UN（mg/dL）	22.0	UA（mg/dL）	4.4
CRE（mg/dL）	0.80	P（mg/dL）	3.5
AST（U/L）	24		

胸部X線写真（図1），胸部CT（図2）では，右胸水を認めました．

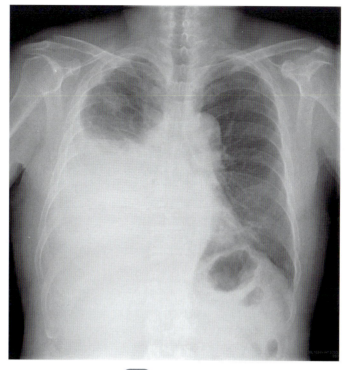

図1 胸部X線写真

（照林社『まるごと図解　呼吸の見かた』100頁，図3より引用）

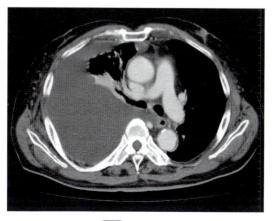

図2 胸部CT

I コモン編

Q2 次に何をしますか？
1. 経過観察
2. 胸腔穿刺
3. 抗菌薬投与
4. 利尿薬投与

古くからの格言？に「水を見たら抜くべし」というものがあります．胸水はアプローチも比較的容易ですから，特に皆さま，若いうちは果敢に？穿刺を行い（❷○），経験を積むべきです．やはり検体に勝る証拠はありません．

 抜ける水は，必ず抜いて調べる．

✓正解 Q2 次に何をしますか？
- × ❶ 経過観察
- ○ ❷ 胸腔穿刺
- × ❸ 抗菌薬投与
- × ❹ 利尿薬投与

Q3 しかし，そもそも抜かなくてもある程度病態がわかることもあります．どんなときでしょうか？
1. 大量胸水のとき
2. 両側胸水のとき
3. 心不全があるぞ！　ってとき
4. 低アルブミンだぞ！　ってとき

胸水があるぞ，となったら，まずは両側性か片側性かを確認します．両側だったら両側にあっても，ずいぶん量が違うものは片側性の要素あり，と一応考えます．

両側同じような量の水があるとき（❷○）は，明らかに漏出性胸水の原因となる病態があるかどうかを検討します．たとえば，

　　心不全（❸○）
　　低アルブミン血症（❹○）
　　透析中の溢水

など．基礎にこういう病態があれば，たとえば心不全なら，利尿薬など，基礎病態への治療を行います．それで反応があれば，まずはそれによる胸水，と考えてよいでしょう．これが，そもそも抜かなくてもある程度病態がわかる，ということです．

もちろん片側性の胸水を来たす病態にこういう病態が合併している，ということもありえます．ですから，治療をしても胸水コントロールが芳しくないときなど，積極的にサンプルを採取する姿勢は大事だと思います．

> ✓正解　Q3　しかし，そもそも抜かなくてもある程度病態がわかることもあります．どんなときでしょうか？
> 　　× ❶ 大量胸水のとき
> 　　○ ❷ 両側胸水のとき
> 　　○ ❸ 心不全があるぞ！　ってとき
> 　　○ ❹ 低アルブミンだぞ！　ってとき

……てことで，それ以外は抜かなきゃ始まらない．抜いた胸水を評価するにあたって知っておいてほしい，怒濤の連問です．

I コモン編

> **Q4** 抜いた胸水で調べる項目と，その意味を復習しましょう．
>
> **Q5** 漏出性胸水と滲出性胸水との鑑別，覚えていますか？
>
> **Q6** 滲出性胸水の鑑別診断はどう進めますか？

穿刺で得られた胸水で，調べる項目は何か．要するに，胸水の原因を鑑別するために使われる項目は何か，ということです．

まず肉眼的に膿性であれば膿胸を考えます．悪臭がすれば嫌気性菌による感染も考えられます．白色であれば乳び胸や偽性乳び胸を疑います．血性の場合は癌性胸水の可能性が想定されますが，確定できるわけではない．やはり胸水検査が必要です．

漏出性胸水と滲出性胸水を大まかに分別し，疾患特異的な情報を得るために使われる検査項目としては……，

```
蛋白
LDH
pH・糖
細胞分画
培養
細胞診
```

があります．有名な Light の基準（表1）は，蛋白や LDH が濃いと滲出性胸水と考える，というもので，この2項目は胸水を評価するうえで必須の項目です．蛋白と LDH 以外は，Light の基準で滲出性となったときに，それ以上の鑑別に必要となる項目です．

表1　Lightの基準

蛋白：0.5 ＞胸水中蛋白/血清蛋白
LDH：0.6 ＞胸水中LDH/血清LDH
胸水中LDHが，血清LDHの正常上限の2/3以上

上の1項目を満たせば滲出性胸水

(Light RW. Clinical practice. Pleural effusion. N Engl J Med. 2002;346: 1971-1977. より引用)

pHが＜7.2に低下，かつ糖＜60 mg/dLとなっていると膿胸を疑い，即刻ドレナージの対象となります．つまりこれらは治療方針を決める根拠となります．

細胞分画は滲出性の原因疾患を考えるうえで大切な項目です．おおざっぱに言って，好中球中心であれば細菌感染を，リンパ球主体であれば抗酸菌感染，または腫瘍性疾患を疑います．好酸球が多いときには好酸球増多疾患，または気胸や血胸の影響が考えられます．

細胞分画である程度アタリが付いたら，可能性の高い細菌感染，抗酸菌感染，腫瘍性疾患を診断するための材料である培養と細胞診の結果を待ちます．もちろん細菌感染が疑われる症状（発熱，胸膜痛，咳，膿性痰など）があり，好中球優位の胸水であれば，結果を待たずに抗菌薬治療を開始しましょう．

それ以外に胸水で測定される項目としては，以下のようなものがありますが，感度や特異度の点から，盲信すべきではなく，あくまで参考所見と考えておきましょう．

> **ADA**（アデノシンデアミナーゼ）：40〜50IU/L以上で結核性胸膜炎を示唆しますが，膿胸やリウマチなど他疾患でも上昇します．
> **腫瘍マーカー**：CEA（肺癌），CA-125（卵巣癌）の上昇が見られることがありますが，カットオフ値などのエビデンスはハッキリしません．
> **ヒアルロン酸**：悪性胸膜中皮腫で100μg/mL以上とされることが多いですが，もっと低値のことも少なくありません．100μg/mLを超えていれば強く疑う，という感じです．

乳び胸の診断に中性脂肪やコレステロール，膵性胸水の診断にアミラーゼを測定することもありますが，これらは比較的まれであり，病歴や他の症状から疑われるときに測定，ということでいいと思います．

細胞診や培養検査でハッキリした診断に至らない場合には，胸腔鏡下で観察や生検を行います．昨今では局所麻酔下で行う手技が普及し，内科でも積極的に局所麻酔下で胸腔鏡検査を行って（ウチでもやって）いますね．

本症例は，胸水検査の結果，リンパ球優位の細胞分画，胸水細胞診でclass Ⅴ（小細胞癌），その他画像所見から，進展型肺小細胞癌（cT1bN0M1a stage Ⅳ）による癌性胸膜炎と診断されました．

▶ 診断名　**癌性胸膜炎**

突っ込まれポイント！

胸水の鑑別は手順が決まっていますから，知識を整理しているかどうか，必ず突っ込まれるポイントであります．必ず覚えておきましょう．練習として，胸水を呈した他の症例をCase5，Case6で見てみましょう．

★胸水の鑑別手順のまとめ

① 明らかに漏出性が疑われる状態か確認	・両側性，心不全，低アルブミン，透析中など．
② 胸腔穿刺して胸水検査	
③ 滲出性胸水なら細胞分画を確認	・リンパ球優位：癌性もしくは結核性胸膜炎が多い．細胞診や細菌検査，ADAで診断を進める． ・好中球優位：細菌性胸膜炎を考える．抗菌薬を投与する．

まずはここまで知っておきましょう．

Ⅰ コモン編

Case 5 60歳代男性
1ヵ月前からの右季肋部痛

Case4 と同じような経過です．
Case4 で学んだ基本に忠実に進めましょう．

病歴・検査結果

〈主訴〉
右季肋部痛

〈現病歴〉
1ヵ月前から右季肋部痛があり，当院消化器外科を受診し，胸部 CT・エコーによる精査で，右胸水を指摘された．同日当科に紹介され，胸腔穿刺で 500 ml を排液し，右季肋部の疼痛の消失を認めた．しかし 1 週間後，胸部レントゲンで再度胸水貯留を認めたために，当科入院となった．

〈既往歴〉
10 年前に早期胃癌で部分切除術後

〈内服薬〉
ビタミン B12
鉄剤

〈生活歴〉
飲酒歴：なし
喫煙歴：1 本／日×2 年
職業：事務職
粉塵曝露：なし

〈アレルギー〉
特記事項なし

〈バイタルサイン〉
血圧：109/77 mmHg
脈拍：98/分
体温：37.8℃
SpO₂：98%

身長：169 cm
体重：52 kg
BMI：18.21

〈頭部〉
眼瞼結膜：蒼白（−）
眼球結膜：黄染（−）

〈頸部〉
リンパ節：腫脹（−）
甲状腺：腫脹（−）

〈胸部〉
右胸膜摩擦音聴取　右呼吸音減弱
打診右で濁音

〈心音〉
整, 雑音（−）

〈腹部〉
平坦軟, 圧痛・自発痛（−）, 腸蠕動音正常

〈四肢〉
明らかな浮腫なし, 足背動脈触知良好

〈血液検査〉

WBC (1000)	6.0	AST (U/L)	28
SEG/NEUT (%)	69.5	ALT (U/L)	19
EOSIN (%)	0.2	LDH (U/L)	192
BASO (%)	0.7	ALP (U/L)	239
MONO (%)	7.9	G-GTP (U/L)	16
LYMPH (%)	21.7	T-BIL (mg/dL)	0.49
RBC (1000000)	4.05 L	NA (mmol/L)	133 L
HB (g/dL)	12.3 L	K (mmol/L)	4.9
HT (%)	37.8 L	CL (mmol/L)	99
PLTS (1000)	602 H	CA (mg/dL)	8.6 L
MCV (fL)	93	GLU (mg/dL)	112 H
MCH (pg)	30.4	PT-C (秒)	11.9
MCHC (%)	32.5	PT-P (秒)	13.0
CRP (mg/dL)	3.29 H	APTTC (秒)	29.0
TP (g/dL)	7.3	APTTP (秒)	27.5
ALB (g/dL)	2.9 L	PT-ACT (%)	85
UN (mg/dL)	15.4	PT-INR	1.09
CRE (mg/dL)	0.72	TP 抗体測 (C.O.I.)	0.0

I コモン編

TP 抗体判定	(−)	溶血	(−)
HBS-AG 測 (IU/mL)	0.00	乳び	(−)
HBS-AG 判定	(−)	A1C (NGSP) (%)	6.7 H
HBS-AB 測 (mIU/mL)	0.0	CEA (ng/mL)	3.6
HBS-AB 判定	(−)	CA19-9 (U/mL)	13
HCV-AB 測 (C.O.I.)	0.0	SCC (ng/mL)	0.6
HCV-AB 判定	(−)	NSE (ng/mL)	12.4
CHE (U/L)	204 L	SLX (U/mL)	44 H
D-BIL (mg/dL)	0.09	ProGRP (pg/mL)	15.4
eGFR	83.9	シフラ (ng/mL)	1.0 以下
AMY (U/L)	61	T-SPOT®	陰性
CPK (U/L)	134	抗 MAC 抗体	陰性

〈胸部 X 線写真〉(図 1)

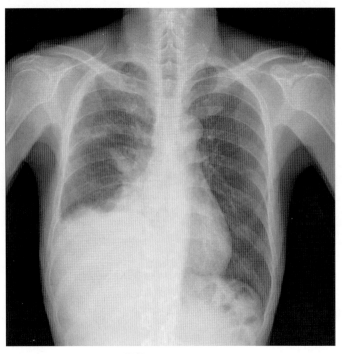

図 1　胸部 X 線写真

〈胸部 CT〉（図 2）

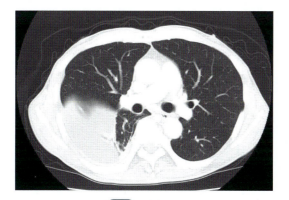

図2 胸部 CT

〈胸水検査所見〉

右胸水　500 mL　漿液性

LDH (U/L)	424 H		細胞分画	
AMY (U/L)	60		Stab (%)	0.0
GLU (mg/dL)	151 H		Seg (%)	1.0
CEA (ng/mL)	3.4		Lymphoc (%)	97.0
ADA (IU/1/37℃)	135.4		Mono (%)	2.0
P ヒアルロン酸 (ng/mL)	49400		Eosino (%)	0.0
TP (g/dL)	5.8		Baso (%)	0.0
比重	1.024		マクロファージ (%)	0.0
リバルタ反応	(＋)		中皮細胞 (%)	0.0
穿刺液 Glu (mg/dL)	141		不明細胞 (%)	0.0
細胞数 (/μL)	4352		TOTAL (%)	100.0

胸水の評価は？

❶ 滲出性
❷ 漏出性
❸ 細菌性
❹ 膿性

I コモン編

胸水は肉眼で漿液性，滲出性（❶○）で，分画のほとんどがリンパ球でした．ADA（アデノシンデアミナーゼ）も大変高く，これらからは結核性胸膜炎，というキーワードが出てくると思います．

> ✓正解 **Q1** 胸水の評価は？
> ○ ❶ 滲出性
> × ❷ 漏出性
> × ❸ 細菌性
> × ❹ 膿性

胸水検査の結果だけで結核治療を開始するよ，という方もおられるかも知れません．しかし T-SPOT®陰性．これをどう考えるか．

> **教訓** 余計な検査は時に足を引っ張る．

T-SPOT®は出た当初，感度も特異度もスゲー，という触れ込みでしたが，その後の報告においては感度80％，特異度60％程度とされていて，これでは診断の参考程度にしかなりません．

☞ Sester M, et al. Interferon-γ release assays for the diagnosis of active tuberculosis: a systematic review and meta-analysis. Eur Respir J. 2011; 3: 100-111.

そんな検査しなきゃいいのに，とも思いますが，若い先生方には大人気です．カンファレンスでも必ず出てきます．で，迷いが深まっていく……．

> **Q2** 次のステップは？
> ❶ 抗菌薬投与
> ❷ 抗結核薬投与
> ❸ 盲目的胸膜生検
> ❹ 胸腔鏡検査による胸膜生検

以前でしたら，リンパ球優位でADA高値の胸水症例を見たら，抗結核治療を開始して，反応を見て，効いていたら「結核でいいよね」，診断的治療をしていたりもしました．結核性胸膜炎の患者さんが多かった頃はそれでもよかったのだと思います（❷×）．

でも結核の頻度が低下し，肺癌やその他の疾患が増えてきたこともあり，できればもう少し確実に診断する方法がないものか．胸水中に結核菌を（PCRや培養で）検出することも少ないし……．

ということでCope針を用いた（盲目的な）胸膜生検が行われたりもしていましたが，感度が低くリスクも高い（❸×）ため，最近では胸腔鏡を用いて胸腔内を観察し，直視下で生検をすることが増えています（❹○）．

  次のステップは？
× ❶ 抗菌薬投与
× ❷ 抗結核薬投与
× ❸ 盲目的胸膜生検
○ ❹ 胸腔鏡検査による胸膜生検

ということで，胸腔鏡検査を行いました．臓側胸膜の一部に白色隆起および発赤を認め（図3），その部位で数回生検を実施しました．目視で白色の結節は結核性病変を想起させます．
胸膜生検を行い，検体塗抹にてガフキー5号相当の菌を認め，Tb-PCR（+）も確認しました．また病理学的所見として，類上皮肉芽腫の形成を認めました．中心部に小さな壊死の見られる肉芽腫もあり，多核細胞も散見されます．

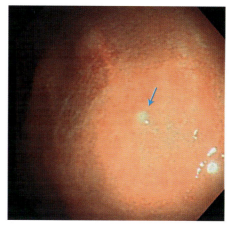

図3　胸腔鏡検査結果

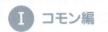

ということで，結核性胸膜炎と診断し，抗結核薬による治療で軽快しました．

▶ 診断名　**結核性胸膜炎**

突っ込まれポイント！

教訓でも述べたようにT-SPOT®やQFT®などのIGRA（interferon gamma release assay：インターフェロンガンマ放出試験）を盲目的に信用することは厳禁です．心ある指導医のいる施設では，きちんと指導されていると思いますが，カンファレンスで「T-SPOT®陽性でしたので……」みたいに結果を振りかざすのは，止めておくのが無難でしょう．

Ⅰ コモン編

Case 6

50歳代男性
1ヵ月前からの全身倦怠感，1週間前からの左胸部痛，そして急性の呼吸困難

もう1症例，似たような症例を取り上げます．診察のところで「ピーン」ときてください．

病歴・診察記録

〈主訴〉
呼吸困難，全身倦怠感，左胸部痛

〈現病歴〉
数年前から咳が出現，1ヵ月前から全身倦怠感があり，1週間前からは左側胸部痛が出現していた．今朝から呼吸困難が出現していたが，1人で外出し，帰宅後玄関で倒れているのを父親に発見された．意識はもうろうとし，起立困難であったために救急搬送され，入院となった．

〈既往歴〉
糖尿病
脂肪肝
アルコール性肝障害
高血圧

〈内服薬〉
アムロジピン®（アムロジピンベシル酸塩）　5 mg　1錠
ミグリトール®（ミグリトール）　50 mg　3錠
グリベンクラミド®（グリベンクラミド）2.5 mg　3錠
ランタス注ソロスター®（インスリン グラルギン（遺伝子組換え））　1日1回　朝23単位

〈家族歴〉
父：大腸癌，高血圧
母：脳梗塞，高血圧，糖尿病

妹：子宮筋腫，乳癌

〈生活歴〉
飲酒歴：酎ハイ 1 本 / 日
喫煙歴：20 本 / 日

〈アレルギー〉
特記事項なし

〈バイタルサイン〉
血圧：120/70 mmHg
脈拍：114 / 分
体温：38.6℃
SpO_2：搬送時 88%（room air），来院時 99%（マスク O_2 4L）

〈頭・頚部〉
眼瞼結膜：貧血（−）
眼球結膜：黄染（−）
頚部血管：雑音（−）

〈胸部〉
左呼吸音聴取せず，打診上左濁音

〈心音〉
整，雑音（−）

〈腹部〉
平坦・軟，圧痛・自発痛（−），腸蠕動音亢進，血管雑音（−）

〈四肢〉
Murphy 徴候（−），四肢のしびれ（−）

Case 6　50歳代男性

Q1　考えられる疾患，鑑別診断は？
❶ 心筋梗塞
❷ 重症肺炎
❸ 左巨大腫瘤
❹ 胸膜炎・膿胸

1ヵ月程度の倦怠感，咳と呼吸困難，左胸痛の存在から，左胸郭内に何かできてきて，それが緩徐に進行している，という経過が考えられます．

心筋梗塞（❶×）や重症肺炎（❷×）にしては経過が遅すぎるなど症状が合致しませんが，基礎に糖尿病（インスリン使用中），大酒家などありますから，感染や心血管疾患などのリスクは高いと考えます．

診察上も，低酸素あり，打診上濁音など，やはり左になにやらあって，呼吸が障害されているようです．発熱，起立困難もあります．胸水か（❹○）？ 腫瘍か（❸○）？　検査を急ぎましょう．

　Q1　考えられる疾患，鑑別診断は？
× ❶ 心筋梗塞
× ❷ 重症肺炎
○ ❸ 左巨大腫瘤
○ ❹ 胸膜炎・膿胸

来院時検査所見

〈血液検査〉

WBC (1000)	20.7 H	MCH (pg)	31.0	
RBC (1000000)	3.64 L	MCHC (%)	33.3	
HB (g/dL)	11.3 L	CRP (mg/dL)	18.08 HH	
HT (%)	33.9 L	TP (g/dL)	6.0 L	
PLTS (1000)	413 H	ALB (g/dL)	2.0 L	
MCV (fL)	93	UN (mg/dL)	9.7	

I コモン編

CRE (mg/dL)	0.58 L	PT-P (秒)	15.4 H
AST (U/L)	37 H	APTTC (秒)	29.0
ALT (U/L)	33 H	APTTP (秒)	30.2
LDH (U/L)	167	PT-ACT (%)	57
ALP (U/L)	287	D ダイマー (μg/mL)	2.1 H
G-GTP (U/L)	39	PT-INR	1.37 H
T-BIL (mg/dL)	1.53 H	eGFR	109.9
NA (mmol/L)	126 L	AMY (U/L)	18 L
K (mmol/L)	2.9 L	CPK (U/L)	12 L
CL (mmol/L)	80 L	トロポニン I (ng/mL)	0.03
FIBG (mg/dL)	492 H	MYO (ng/mL)	31.7
PT-C (秒)	11.5	CK-MBe (ng/mL)	0.50 ↓

〈尿検査〉

潜血：2＋，ケトン：＋

〈胸部 X 線写真〉（図 1）

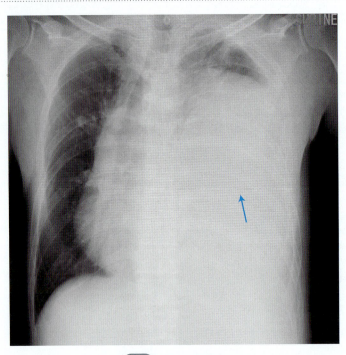

図 1　胸部 X 線写真

〈胸部CT〉（図2）

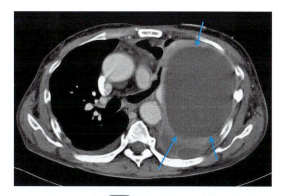

図2　胸部CT

胸部X線写真上は胸水か巨大腫瘤か，確証は得られませんが，造影CTでは周囲に造影効果のある液体貯留を認めました（図2，矢印）．胸部エコーで胸水を確認し，胸腔穿刺を行いました．胸水は悪臭を伴う膿性胸水でした．

> **Q2　次に行うべきコトは？**
> ❶ 保存的加療
> ❷ 胸腔ドレナージ
> ❸ 抗菌薬胸腔内投与
> ❹ 検査結果が出るまで待つ

悪臭を伴う，見た目にも膿性の胸水であれば，すぐに胸腔ドレナージをする（❷◎）方がいいでしょう．もちろんすぐに胸水のpHや糖が測定できる施設であれば，サッと測定して，すぐにドレナージ，ということも可能です．pHや糖以外にも画像検査で多房化していたり，量が多かったり（片側の50％を超えている），という場合にはすぐのドレナージが勧められます．保存的に（❶×）……とか検査結果を待って（❹×）……といってる場合ではありません．それ以外に合併症がある，とか治療反応がよくない，という場合もドレナージが勧められます．

I コモン編

残念ながら本症例は休日に救急で受診となった方で，pH や糖などの測定ができませんでしたが，画像上胸水量が多く，多房性でした（図 3）．

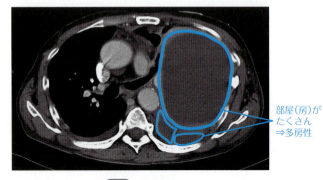

図 3　胸部 CT

それに胸水の悪臭と見た目から膿胸と判断し，左側胸部から胸腔ドレーンを挿入し，悪臭を伴う膿性胸水 2000mL 超を排液しました．生食 500mL で胸腔内洗浄を行い，− 10cmH₂O で持続吸引開始しました．

そして抗菌薬投与ですが，胸腔内投与にはエビデンスも少なく（❸×），経静脈的に投与します．酸素状態，意識状態が悪い，ということで当初は広域の MEPM（メロペネム）3g/ 日を投与しました．

✓正解　Q2　次に行うべきコトは？

× ❶ 保存的加療
◎ ❷ 胸腔ドレナージ
× ❸ 抗菌薬胸腔内投与
× ❹ 検査結果が出るまで待つ

翌日には解熱し，休み明けには胸水も透明となっていました．そして入院 3 日目，初日に採った静脈血から以下の所見を得ました（図 4）．

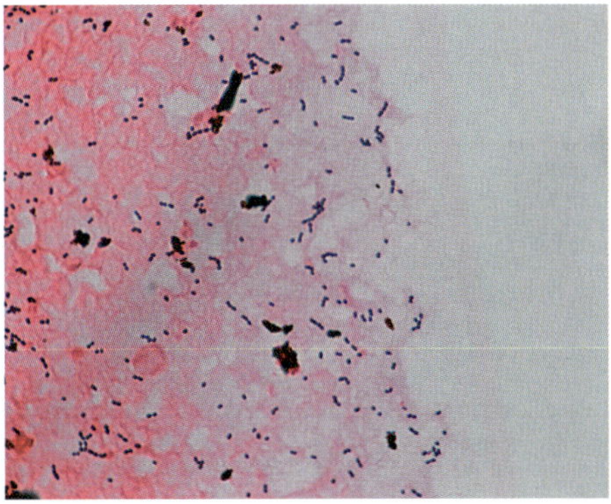

図4 静脈血検査結果

Q3 この経過・結果からどうしますか？
❶ MEPM 継続
❷ de-escalation

抗菌薬の反応は良好で，静脈血標本で見られるのはグラム陽性の連鎖した球菌．培養でグラム陽性連鎖状球菌（*Streptococcus milleri* group）と確認されたので，抗菌薬は de-escalation できると考えて MEPM を SBT/ABPC（スルバクタム・アンピシリン）に変更（❷○）しました．

  この経過・結果からどうしますか？
× ❶ MEPM 継続
○ ❷ de-escalation

その後も経過順調であり，採血上炎症反応は陰性化し，胸部 X 線写真上も陰影の改善が見られました（図5）．

2型糖尿病については，入院後，ミグリトール®・グリベンクラミド®・ランタス®は中止し，ノボリンR®〔インスリンヒト（遺伝子組換え）〕をスケール打ちとしました．炎症の収束に伴い，血糖コントロールは良好となり，最

I コモン編

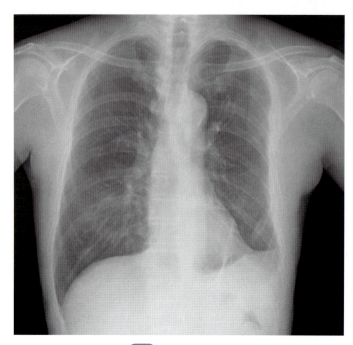

図5　胸部X線写真

終的にノボリンR®（8-8-8），ランタス®眠前8単位として退院となっています．退院後は近医で経過観察されていますが，再燃もなく良好な経過です．

▶ 診断名　**膿胸**

突っ込まれポイント！

膿胸治療は（ランダム化比較試験こそありませんが），A.S.A.P.（as soon as possible）であることは間違いありませんから，膿胸かな，と思ったらドレナージの準備をしておくぐらいでちょうどいいです．結果を待っている場合ではありません．

1 カンファレンスでは とりあえず何か言って！

「無言」は最悪

およそ教育病院においての「カンファレンス」，つまりプレゼンの機会には，教育的な意味合いを持たされていることがほとんどでしょうし，そうあるべきだと思います．

で，カンファレンスが最も教育効果を現すのは，研修医・学生のプレゼンに対して，修正がなされるときだと思うのですね．ということで，研修医・学生諸君はどんどん間違え，どんどん修正してもらうのが**お得**なワケなのですよ．そう，お得なのです．一番伸びる．

若いうちは間違える＝恥ずかしい＝間違えたくない＝発言を控えて……みたいな考えになりがちですけど，これはわざわざ，伸びる機会を損失してしまっているのですね．

間違える人，足りないところがある人を「**伸びしろ**」とか言うじゃないですか．「これから伸びる人」．早い段階で，「間違えキャラ・直されキャラ」になってしまって，伸ばしてもらう方が，自己学習よりも効率よく学習できますよ（これは 25 年前に伸びしろキャラだった私自身の経験談です）．

そう考えたときに，カンファレンスで何か尋ねられて「無言」になってしまうのは，やはりモッタイナイ．無言って，教える方としても一番困るのです．だって「わかってるのか，わかってないのか，わからない」じゃないですか．間違えたら直しようがあるし，「ここは間違えやすいから，気をつけよう」みたいに教訓として共有できるし，他の人のためにもなるのですが……．

無言だと，こちらとしても話の膨らませようがないし，責めてるみたいで雰囲気悪くなるし，返答を待ってる時間がモッタイナイし，いいことありません．何でもいいから？発言する勇気を持ってほしいですね．あ，でも，そういう，発言しやすい空気を作るのは上級医の役目か……．

Case 7

70歳代女性
3年間続く咳嗽

I コモン編

こちらもオーソドックスな症例です．基本に忠実に診断を進め，治療を考えていきましょう．

病歴・診察記録

〈主訴〉
慢性咳嗽

〈現病歴〉
高血圧・糖尿病で近医に通院中．3年ほど前より咳嗽が出現し，半年前より悪化．咳嗽に伴い食思不振もあり，半年で11 kgの体重減少を認めていたが，発熱はなく鎮咳薬で経過観察されていた．胸部X線で異常陰影を認めたため，当院紹介となる．

〈既往歴〉
右難聴
左白内障手術（数年前）
高血圧
糖尿病（罹患期間：10年以上．前医によると，病識が低く，内服中断していた時期もあったとのこと）

〈内服薬〉
レニベース®（エナラプリルマレイン酸塩）　5 mg
ジャヌビア®（シタグリプチンリン酸塩水和物）　50 mg
ベイスンOD®（ボグリボース錠）　0.2 mg　2錠
メチコバール®（メコバラミン錠）　500 µg　3錠
マイスリー®（ゾルピデム酒石酸塩）　10 mg　0.5錠
ツムラ29 麦門冬湯エキス®（麦門冬湯）　3 g　3包

Case 7　70歳代女性

〈家族歴〉
母：糖尿病

〈生活歴〉
飲酒歴：なし
喫煙歴：なし
職業：48〜55歳まで経理事務
粉塵曝露：なし
結核曝露：なし
家族構成：独居
住居：築30年，鉄筋．家庭菜園で土いじり

〈アレルギー〉
食品：なし
薬品：インフルエンザ予防接種で蕁麻疹と熱

〈バイタルサイン〉
血圧：171/88 mmHg
脈拍：80 / 分
体温：35.6 ℃
SpO_2：97％（room air）

体重：40.6 kg
BMI：18.69

〈頭・頸部〉
眼瞼結膜：やや蒼白
眼球結膜：黄染（−）
頸部リンパ節：腫脹（−）

〈胸部〉
両側に coarse crackles 少し聴取

〈心音〉
整

〈腹部〉
平坦軟，腸雑音良好

〈四肢〉
下腿浮腫（−），足背動脈触知良好，下肢しびれ（−）

　現段階での鑑別診断は？

❶ 肺癌
❷ 肺炎
❸ 肺抗酸菌感染症
❹ 特発性肺線維症

I コモン編

胸部 X 線写真で異常，といわれてんねんから早く見せろや！（なぜか関西弁）との声もなく？ まずは病歴などから鑑別診断を考えてみましょう．

咳が出だしたのは 3 年前，そして半年前から咳が強くなって食思不振にもなり，半年で 11kg もの体重減少があったといいます．かな〜り慢性の経過の，でも咳があり，crackles も少し聴こえる肺の病変，ということになります．

基礎には糖尿病があり，喫煙歴は（少なくとも直接は）ない．それでも慢性経過の体重減少，というところだけをみると，肺癌（❶△）の存在はあるかもしれません．

でも，肺癌で診察上 crackles を聴取，というのも……？ 胸水や無気肺があるんだったら，得られる所見は片側性の呼吸音減弱じゃないですかね？

肺線維症だったら，fine crackles が聴取されるだろう（❹△）し，感染症であれば肺炎のような急性の経過ではない（❷×）ので，肺膿瘍とか肺抗酸菌感染症（❸○）とか，ゆっくり経過するものを考える必要があります．

> ✓正解 Q1 現段階での鑑別診断は？
> △ ❶ 肺癌
> × ❷ 肺炎
> ○ ❸ 肺抗酸菌感染症
> △ ❹ 特発性肺線維症

というところで検査所見を．

Case 7　70歳代女性

入院時検査所見

〈血液検査〉

WBC (1000)	7.4	AST (U/L)	15
SEG/NEUT (%)	70.2	ALT (U/L)	8
EOSIN (%)	1.1	LDH (U/L)	204
BASO (%)	0.7	ALP (U/L)	424　H
MONO (%)	8.9	G-GTP (U/L)	11
LYMPH (%)	19.1	T-BIL (mg/dL)	0.42
RBC (1000000)	4.18	NA (mmol/L)	139
HB (g/dL)	10.7　L	K (mmol/L)	3.2　L
HT (%)	33.1　L	CL (mmol/L)	95　L
PLTS (1000)	319	CA (mg/dL)	8.7
MCV (fL)	79　L	CHE (U/L)	198　L
MCH (pg)	25.6　L	P (mg/dL)	3.3
MCHC (%)	32.3	eGFR	69.5
CRP (mg/dL)	1.04　H	UA (mg/dL)	4.5
TP (g/dL)	7.1	GLU (mg/dL)	293　H
ALB (g/dL)	3.0　L	A1C (NGSP) (%)	8.4　H
UN (mg/dL)	11.8	IRI (μU/mL)	7.5
CRE (mg/dL)	0.62	CPR (ng/mL)	2.26

〈胸部X線写真〉（図1）

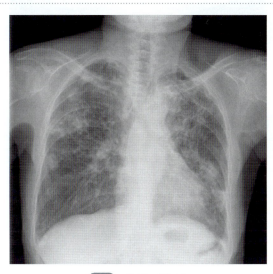

図1　胸部X線写真

Ⅰ コモン編

〈胸部CT〉（図2）

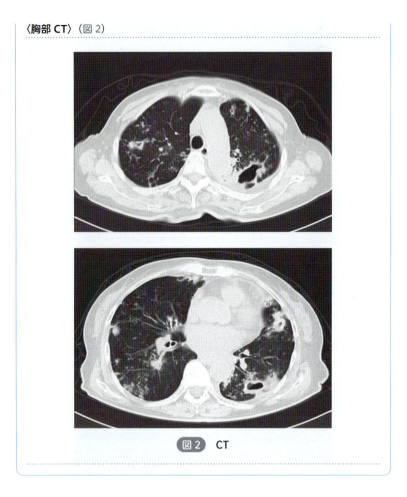

図2 CT

Q2 鑑別診断は？

① 肺癌
② 肺炎
③ 肺非結核性抗酸菌症
④ 特発性肺線維症

ね？　画像を先に出してしまうと面白くないでしょう？　すぐわかっちゃいますから．

特にCTを見ると，かなり特徴的な陰影が目に入ります（図3）．空洞を伴う結節影（ⓐ）に，粒状影（ⓑ），トラムライン（ⓒ）もあります．

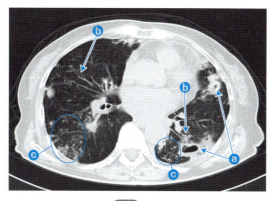

図3 CT

これらから，<u>抗酸菌をはじめとする慢性感染症</u>（❸○）が鑑別の筆頭に挙げられます．

> ✓正解 **Q2** 鑑別診断は？
> × ❶ 肺癌
> ○ ❷ 肺炎
> ○ ❸ 肺非結核性抗酸菌症
> × ❹ 特発性肺線維症

そうすると，絶対に必要なのは喀痰検査ですね．ちなみに本症例では血液検査にて

T-SPOT®	陰性
抗 MAC 抗体	陽性（17.6）
アスペルギルス抗原	陰性
β-D グルカン	3.0

でしたが，抗 MAC 抗体陽性だからといって肺 MAC 症である，と短絡的に診断はできません．<u>日本結核病学会・日本呼吸器学会による確定診断の基準</u>（2008年）（表1）では，菌の検出が必須です．

Ⅰ コモン編

表1 日本結核病学会・日本呼吸器学会による非結核性抗酸菌症の診断基準（2008年）

A	臨床的基準（以下の2項目を満たす）
1.	胸部画像所見（HRCTを含む）で，結節性陰影，小結節性陰影や分枝状陰影の散布，均等性陰影，空洞性陰影，気管支または細気管支拡張所見のいずれか（複数可）を示す． 但し，先行肺疾患による陰影が既にある場合は，この限りではない．
2.	他の疾患を除外できる．
B	細菌学的基準（以下のうち1つを満たす）
1.	2回以上の異なった喀痰による培養陽性
2.	気管支洗浄液での培養陽性
3.	肺生検での組織所見と組織・気管支洗浄液・喀痰いずれかでの培養陽性
4.	まれな菌種では専門家の見解が必要

（Kekkaku.2008;83:525-526 より引用改変）

教訓 非結核性抗酸菌症の診断には，喀痰検査が必須である．

検査結果

〈喀痰検査〉

抗酸菌：1日目の喀痰から抗酸菌塗抹陽性，*M. intracellulare* の PCR が陽性，*M. intracellulare* が培養陽性．2日目の喀痰で抗酸菌塗抹陽性，*M. intracellulare*，*M. avium* が培養陽性

一般細菌：*P. aeuginosa*　3＋

診断は？

❶ 肺 MAC 症
❷ 慢性緑膿菌気道感染症
❸ ❶と❷の両方

喀痰から2回 *M. intracellulare* 培養陽性，ということで，肺 MAC 症の確定診断（❶○）は問題ないでしょう．*M. intracellulare* と *M. avium* は，時に同居していることもあります．また，一般細菌の *P. aeuginosa* も同居しているようですね．こういうこともちょいちょいあり，慢性緑膿菌気道感染症（❷○），というくくりで考えることになります．

問題はこの場合，つまり，*M. intracellulare* と *M. avium*，一般細菌の *P. aeuginosa* が喀痰から検出された．どちらが病態のメインと考えるか，治療をどうするか……というところです．

本症例において，たとえば病変の何％が MAC によるもので，何％が *P. aeuginosa* によるものか，それを判定する手段はありません．肺 MAC 症症例の喀痰から *P. aeuginosa* が検出される，とか，慢性下気道感染症症例の喀痰から非結核性抗酸菌（MAC）が検出される，とか，要するに慢性感染≒気道局所の線毛機能，菌排除能力の低下が起こると慢性に複数の菌が付いてしまう，という報告はこれまでにも多くなされています．

☞ *Takahiro Tsuji, et al. Nontuberculous mycobacteria in diffuse panbronchiolitis. Respirology. 2015; 20: 80-86.*

ですが，本症例では画像上，粒状影や空洞病変など，肺 MAC 症の特徴を有していることから，元々肺 MAC 症のあったところに *P. aeuginosa* が共感染した（❸◎），と考えるのが自然でしょう．びまん性汎細気管支炎（diffuse panbronchiolitis：DPB）や副鼻腔炎気管支症候群（sinobronchial syndrome：SBS）のような要素は，病歴（副鼻腔炎なし）や画像からは少なそうです．

  診断は？
- ❶ 肺 MAC 症
- ❷ 慢性緑膿菌気道感染症
- ◎ ❸ ❶と❷の両方

そこで肺 MAC 症として治療をどうするか，はたまた *P. aeuginosa* は放っておいていいのか，というところが問題になります．

肺 MAC 症でも，空洞病変のある FC 型であれば診断後すぐに治療を始めるべき，とされていますので，本症例では MAC に対する治療を始めるべきでしょう．

P. aeuginosa をどうするかは，現在の疾患活動性として，「一般細菌による急性〜慢性下気道感染症」感がどの程度あるか，ということになるでしょうが，少なくとも症状からは急性感染症（つまり緑膿菌による肺炎など）の可能性は低そうです．仮に慢性感染で SBS のような病態であっても，MAC の治療で CAM（クラリスロマイシン）を使うのであれば，そこはカバーできてしまうことになります．

ということで，症状経過から MAC が主たる問題であるとして，本症例の MAC 治療を考えましょう．

2012 年の日本結核病学会・日本呼吸器学会の見解で示されている標準療法は，以下の通りです．

- **CAM**：600〜800mg/ 日（15〜20mg/kg）　分 1 または 分 2（800mg/ 日なら分 2）
- **RFP**（リファンピシン）：10mg/kg（最大 600mg）/ 日　分 1
- **EB**（エタンブトール）：15mg/kg（最大 750mg まで）/ 日　分 1
- 必要に応じて，**SM**（ストレプトマイシン）または **KM**（カナマイシン）（各々 15mg/kg 以下，最大 1g を週 2〜3 回筋肉注射）

本症例では，両側に広範な空洞陰影があり，できれば SM を加えた 4 剤で治療したいところです．MAC の治療はそもそも，多剤かつ長期間（ガイドラインでは「菌陰性化後約 1 年間投与」との目安）の治療になりますから，副作用には注意が必要です．あらかじめ起こりうる副作用を知っておかなければなりません．

- **CAM**：嘔気・嘔吐，胃痛，下痢など消化器系，QT延長，併用注意薬多数…など
- **RFP**：皮疹，発熱，肝障害，腎障害，血球減少
- **EB**：視神経障害
- **SM/KM**：第Ⅷ脳神経障害

ということで，投与前に一通りのリスク因子を確認しておきましょう．

まずは CAM と相互作用を来たしそうな（CYP3A4 が代謝に寄与している）薬剤との併用を確認．これはなさそうです．

血液検査上，肝酵素や腎機能に異常はなく，血球も大丈夫でした．眼や耳については，抗菌薬投与前に眼科や耳鼻科による視力，視野，眼底検査や聴力検査などを行います．

> **検査結果**
> 耳鼻科にて聴力検査：右 81.3dB，左 25dB
> 眼科にて視力，視野，前眼部・眼底に異常なし

それから他の検査として心電図ですが，88bpm NSR で，QTc 491 ms でした．

 本症例で，治療の際に気をつけることは？

I コモン編

年齢のこともあってか，聴力が低下気味ですね．特に右はだいぶ．ということでSMを使うなら，セルフチェック＋まめな聴力検査は欠かせません．というかSM，使わない方がいいのでは？　という感じですね．

それとさりげな〜く？　書きましたが，QTc 491 ms．これは結構ヤバい．QT延長です．CAMによるQT延長⇒TdP（torsades de pointes）発症，というよろしくないシナリオが頭に浮かびます．

一体なぜ？　QT延長で多いのは薬物と低K血症です．本症例ではK 3.2と低値であり，まずはここの是正が必要と考えられます．

内服中の薬剤では，麦門冬湯®に含まれる甘草（カンゾウ）が偽アルドステロン作用で低Kとなります．またレニベース®（エナラプリル）は逆に，アルドステロンを低下させ高Kとなります．この作用を計算して処方されていたのだとしたらスゴいですが，どうもそうではなかったようですので麦門冬湯は中止します．

そしてKを経口的に少しずつ補充しました．結果……，

QTc491（K3.2）⇒ QTc457（K4.7）とK補正に伴い，QTは短縮しました．そこでCAMを開始．高齢女性でやせも進行していたため，600mg/日でスタートしています．もちろん定期的にECGを施行していますが，その後QT延長含め，問題は生じておりません．

✓正解　 **Q4 本症例で，治療の際に気をつけることは？**
　　　　QT延長に注意

その後，日をずらしてRFP，EBを開始．さらに陰影が広範であったため，リスクの説明を行ってSMも開始しました．

しかしSM開始2週間後に腎機能の悪化があり，SMを中止しました．中止後，腎機能は次第に改善傾向にありましたが，聴力のこともあり本人と再度

相談した結果，SM は再開せず CAM，RFP，EB の 3 剤で治療を続行しています．その後は聴覚障害の悪化や視覚障害はじめ副作用は見られず，治療を継続されています．

本症例ではこれ以上の副作用なく 3 剤で治療を継続できていますが，これでさらに対処困難な副作用が出た場合，その薬剤をキノロン系薬に置き換える，ということになります．キノロン系に関してはガイドラインで明文化されているわけではありませんが，実際には広く使われています．

▶ 診断名　肺非結核性抗酸菌症（肺 MAC 症）

重要ポイント！

非結核性抗酸菌症は増加傾向にあり，呼吸器内科ローテート中に見かけることもあるかもしれません．その際に診断と治療の基本は必ず尋ねられますので，必ず知っておきましょう．

★非結核性抗酸菌症　診断と治療のまとめ

診断	・胸部画像で特徴的な陰影を認める． ・2 回以上喀痰検査で陽性を確認する． ・喀痰検査から菌種まで決定する．
治療	・CAM，RFP，EB の 3 剤，菌陰性化後 1〜2 年投与，が目安． ・必要に応じて SM/KM を追加する． ・副作用で使えない薬剤がある場合，キノロン系で代用する．

I コモン編

Case 8

60歳代男性
健診発見，肺内結節影

受診動機が自覚症状ではない症例ですが，「ついでの症状」にも注意を払うことで，患者さんの悩みごとが解決されるかもしれません．

病歴

〈主訴〉
健診にて肺内に結節を指摘された．自覚症状としては咳や痰があるという．

〈現病歴〉
今回健康診断で，「肺内の結節影」を指摘されたため紹介受診となった．
昔から健診で「陳旧性の陰影」を指摘されていたとのこと．

 本症例について，どのように進めていきますか？

① 咳について一通りの問診をする．
② 過去の健診 X 線写真を取り寄せる．
③ 健診発見異常であり，胸部 CT をまずオーダーする．
④ とりあえず胸部 X 線写真を確認する．所見があれば咳の原因かもと考える．

いかがでしょうか．これって Q じゃなくて，アンケートですねえ．多いのは，まずは胸部 X 線写真を確認するパターンかな，と思いましたが，先生によっては，健診発見異常であり，胸部 CT をまずオーダーする，何か所見があればその時点で咳と照らし合わせる，という方もおられるでしょう．時間のない外来であればなおさらです．今回はどれが正解，というわけではないと思います．お話を進めましょう．

Q1 本症例について，どのように進めていかれますか？

- ❶ 咳について一通りの問診をする．
- ❷ 過去の健診X線写真を取り寄せる．
- ❸ 健診発見異常であり，胸部CTをまずオーダーする．
- ❹ とりあえず胸部X線写真を確認する．所見があれば咳の原因かもと考える．

本症例では病歴をもう少し突っ込んで尋ねました．

追加の病歴

〈現病歴〉（つづき）

5, 6年前から「意識する」と咳や痰が出てくるのに気づいた．2年前に他院受診し胸部X線写真を撮ったが異常なしで，投薬も受けていない．咳や痰にずっと変化はない．痰は白く，血は混じっていない．量も多くない．

咳は昼間に多い．息切れはない．食事には関係なく，体位による変化も感じない．

昔は定期的に運動していたが60歳以降しておらず，その頃食事量も増加したため5年間で5 kg増加した．寝汗は昔から多いが変化はない．

昔から検診で「陳旧性の陰影」を指摘されていた．

〈既往歴〉

特記事項なし

結核の既往なし

高血圧，抑うつ傾向を近医で加療中（アムロジピン，パロキセチン）

〈家族歴〉

父：肺癌

周りに結核なし

〈生活歴〉

飲酒歴：機会飲酒

喫煙歴：1箱/日×13年で禁煙した

職業：工場勤務．現場作業ではない

外来での診察にて，特に異常な所見は認められませんでした．

胸部X線写真はこんな感じ（図1）．

Ⅰ コモン編

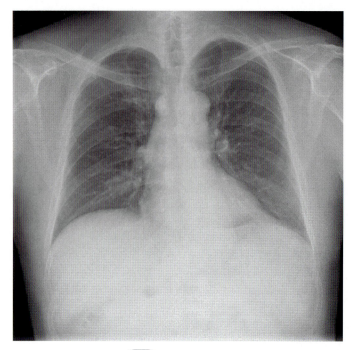

図1 胸部X線写真

 さて，これからどうしますか？

① 咳や痰には変化もないことだし，これにて終了
② ちょっと気になる所見があるから CT を撮影する
③ 所見はないけど健診発見なので CT を撮影する
④ 咳や痰に対してもうちょっと問診する

胸部X線写真では気管分岐部チョイ上の白い結節（図2，青矢印）が，たぶん石灰化したリンパ節かなあ，という感じですが気にはなります．また，ちょいちょい濃度が高そうなところもあります（図2，黒矢印）．

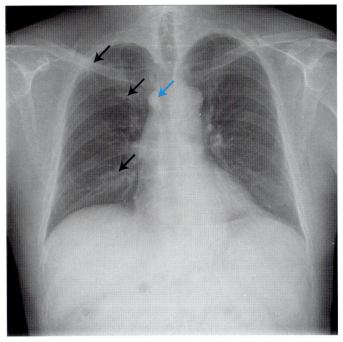

図2 胸部X線写真

健診で「異常あり」とされた症例で，自分の眼で胸部X線写真を見ても異常には見えない，ということが，呼吸器専門医でしたらしばしばあると思いますが，結構悩みどころであります．というのも胸部X線写真に異常所見がない＝異常なしとは言い切れない，CTを撮ってみるとなんやかんや写っている（❷❸○），ということもちょいちょい経験されるからであります．

患者さんは精査する気満々で来られていて，無碍に「異常なし」と言い切っていいものか（❶△）．健診としても胸部X線写真より胸部CTの方が当然感度が高く，「早期発見」の点で意味があります．ただお金の問題と被爆の問題があるわけで，健診がどうあるべきかの結論は出ていませんが．

I コモン編

ご紹介であったこともあり，最近 CT を撮っていない，ということでもあったので念のため胸部 CT を撮影しました．指摘の部位はすべて石灰化が見られ，活動性病変はなさそうでした．

結果を説明しながら，改めて話題を咳に戻すと……．変動性はあまりなさそうです．5 年ほど前からずっとあって，よくよく尋ねると（❹○），現在内服中の薬が始まった頃，また，肥満傾向になった頃と一致して咳が始まった様子です．そういえば，アレを尋ねていませんでしたね……．

 Q2 さて，これからどうしますか？
△ ❶ 咳や痰には変化もないことだし，これにて終了
○ ❷ ちょっと気になる所見があるから CT を撮影する
○ ❸ 所見はないけど健診発見なので CT を撮影する
○ ❹ 咳や痰に対してもうちょっと問診する

Q3 アレって何でしょう？
❶ 職業歴
❷ 胸焼けの有無
❸ 発作性の咳き込みの有無
❹ 痰が喉に絡まるかどうか

「胸焼けはありませんか」（❷○）と尋ねると，しっかり「あります」とのこと．胃食道逆流症（gastro esophageal reflux disease：GERD）のリスク因子である Ca 拮抗薬（アムロジピン）の開始と肥満の始まりと，咳のタイミングが一致したわけです．

> **教訓** 投薬歴，特に開始のタイミングと症状発現のタイミングを意識してしっかり確認する．

職業歴や発作性の咳き込みは，喘息を疑うような変動性があるときに尋ねたい（❶❸×）もの．痰が喉に絡むのは後鼻漏の特徴（❹×）です．

✓正解 アレって何でしょう？
- × ❶ 職業歴
- ○ ❷ 胸焼けの有無
- × ❸ 発作性の咳き込みの有無
- × ❹ 痰が喉に絡まるかどうか

ということで，咳の原因は GERD と判断しました．咳では薬をもらうほど困っているわけではない，とのことであり，降圧薬の変更，および体重を減らすことで咳は軽減する可能性があることを説明して終診としました．

▶ 診断名　**胃食道逆流症による慢性咳嗽**

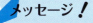

本症例はどこまで咳を突き詰めるか，という哲学じゃないですけどポリシー，といいますか，訴えを聞いて，流せば流せるけど，きちんとやると気持ちいい，ということが言いたくて取り上げました．

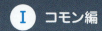

Case 9

80歳代女性
喘息あり，術前に気をつけるべきことは……

喘息あるある．呼吸器専門医でなくても知っておかなくてはならない知識をまとめておきましょう．

院内紹介状

全身麻酔下手術を予定している方です．喘息があり，吸入薬〔LAMA（長時間作用型抗コリン薬），ステロイド〕と内服薬で加療されています．術前の肺機能検査では1秒量 860mL，1秒率 49％と閉塞性障害を認めております．喘息の周術期管理に関しまして伺いたく，対診とさせて頂きました．

 本人に尋ねるべきこと，確認しておくべきことがらは？

❶ ワクチン接種歴
❷ 現在の治療内容
❸ 喘息のコントロール状態，最近の発作
❹ 薬剤投与による発作誘発歴の有無

喘息がある症例での周術期問題ですが，確認すべき点としては大きく2点あります．

　❶手術に伴って発作が起きないか
　❷肺機能の低下によって，術後合併症が生じるリスクが増えないか

『喘息予防・管理ガイドライン 2015』を紐解くと，❶に関しては，周術期の気管支攣縮は全手術症例の 1.7％に認められたというデータがあり，それほ

ど多いものではありませんが，無視できる数字でもありません．

攣縮＝発作のリスクを考えるにあたって，少なくとも現在の治療内容（❷○），それに喘息の重症度やコントロール状況（❸○）はしっかりと把握しておく必要があります．コントロール不良であれば，術前に治療のステップアップが必要です．

また肺機能が低下していると，術後喀痰排出が困難となり，肺炎などのリスクになりますから，現時点での肺機能を確認しておくことも重要です．ワクチン接種は手術には特に影響ありません（❶×）．

 Q1 本人に尋ねるべきこと，確認しておくべきことがらは？
- ×❶ ワクチン接種歴
- ○❷ 現在の治療内容
- ○❸ コントロール状態，最近の発作
- ○❹ 薬剤投与による発作誘発歴の有無

そこで，本症例で確認しましたところ……．

病歴

〈現病歴〉

喘息は30歳頃に発症した．他院で治療中．
現在の状態としては，階段や坂道ではゼイゼイいうが，じっとしているとどうもない．坂を登ったりする前にはメプチン®（プロカテロール塩酸塩水和物）を吸ったりしている．

〈既往歴〉

喘息以外に特記事項なし．
15年前に肺炎，喘息発作があり他院に入院．13年ほど前に再度発作あり入院があったが，以降は入院歴なし．その後，ほぼ薬は固定されているとのことだが，最近は外来でSpO_2が95%を下回ることがときどきあるとのこと．

I コモン編

〈内服薬〉
テオロング®（テオフィリン）
アレロック®（オロパタジン塩酸塩）
シングレア®（モンテルカストナトリウム）
スピリーバ®（チオトロピウム臭化物水和物）
フルティフォーム 125 エアゾール®（フルチカゾンプロピオン酸エステル・ホルモテロールフマル酸塩水和物吸入剤）
フルナーゼ®（フルチカゾンプロピオン酸エステル）

Q2 現状で手術は安全に行えるでしょうか？

❶ 現状で手術に問題はない
❷ 周術期に注意が必要である
❸ コントローラーの追加が望ましい
❹ 手術は危険なので回避すべきである

多数・多種類の投薬を受けているものの，本症例におけるコントロールは万全とはいいがたいものです．手術に問題なし，とは言えません（❶×），さりとて，危険なので回避するというほどでもない（❹×）．周術期の発作予防という意味では，もう少しコントローラーを何とかしたい（❸○）．とはいえ，大概の薬が入っておりますけれども…．

具体的には，フルティフォーム®／スピリーバ®の吸入手技確認，用量調整，それでダメならオマリズマブ or メポリズマブ追加，手術が迫っているなら，短期間全身ステロイド使用もやむなしかもしれません．

それに肺機能だって，1秒量＜1L，1秒率も50％未満．結構な低肺機能です．これでは咳をして痰を喀出するのも結構大変です．ということで，手術に際しては周術期にリスクが高そうです（❷○）．

不安定期にどうしても手術，という場合，術前（＋術後），短時間作用型 β_2 刺激薬吸入をしたり，全身ステロイドを使用したりすることもあります．

Case 9 80歳代女性

 Q2 現状で手術は安全に行えるでしょうか？
- × ❶ 現状で手術に問題はない
- ○ ❷ 周術期に注意が必要である
- ○ ❸ コントローラーの追加が望ましい
- × ❹ 手術は危険なので回避すべきである

 さらに確認しておくべきことは？
- ❶ 湿布を貼って発作が起こったことはないか
- ❷ 漢方薬を飲んで発作が起こったことはないか
- ❸ 天気の悪いときに発作が起こったことはないか
- ❹ アスピリンを飲んで発作が起こったことはないか

そして！さらに確認しておくべき，最も大切なことは，**アスピリン喘息**の有無．術後疼痛に対してNSAIDsを使う機会は多いものですから，アスピリン喘息の有無は必ず確認しておかねばなりません．手術による発作よりも，NSAIDs投与による発作の方がむしろ危険です．

そこでご本人に確認しましたところ……

「これまで**解熱薬とか痛み止めを飲んで**，発作が出たりしたことはないですか？（❹○）」「それは覚えがないですねえ」とのこと．おお，それではアスピリン喘息なしですな……．「いや，そもそもそういう薬って，飲んだことがありませんのです」……．

なるほど．飲んだことがなければ，アスピリン喘息が「あり」か「なし」かはわかりません．それではこの質問．

「**湿布とかを貼って**咳が出たり，ゼイゼイしたりということはありませんでしたか？（❶○）」

「そうですね．茶色い湿布を貼るとよくゼイゼイいうんです」

I コモン編

!!!!!

ハイ，アスピリン喘息ありです．こういうことがままありますから，しつこく追求する必要がありますね．漢方薬や天気は，喘息一般で聴いておくべきことですが，アスピリン喘息とは関係ありません（❷❸△）．

> **Q3** さらに確認しておくべきことは？
> ◎ ❶ 湿布を貼って発作が起こったことはないか
> △ ❷ 漢方薬を飲んで発作が起こったことはないか
> △ ❸ 天気の悪いときに発作が起こったことはないか
> ○ ❹ アスピリンを飲んで発作が起こったことはないか

術中発作などのリスクも高いので，術前にメプチン® 吸入，リンデロン®（ベタメタゾンリン酸エステルナトリウム）点滴し，術後の投薬にも禁忌薬が多く，注意が必要と説明しました．

> **教訓** 喘息症例では必ず薬剤による発作誘発の有無を確認する．

▶ 診断名　**アスピリン喘息**

 突っ込まれドコロ！
気管支喘息症例では，必ずアスピリン喘息の有無を確認します．アスピリン喘息がある症例では，発作時のステロイド点滴にコハク酸エステル（ソル・○○みたいな名前のやつが多いです）を使ってはいけません．救急対応のときのピットフォールですので，カンファレンスでも確認されることが多いですよ！

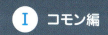

Case 10

外来編

70歳代男性
数日前からの咳，痰，ふらつき

外来で出会うコモンな疾患の診断・治療を，ささっとできるように診療のコツをまとめておきます．

病歴

〈主訴〉
咳，痰，発熱，ふらつき

〈現病歴〉
定期受診中の外来受診時に発熱 38.0℃であり，ふらつき，低血圧を認めた．血液検査で貧血の進行と腎機能悪化を認めた．受診時咳と黄色痰が続くとの訴えもあり，PL®（サリチルアミド・アセトアミノフェン・無水カフェイン・プロメタジンメチレンジサリチル酸塩配合剤）を処方されたが咳と痰，発熱に改善なく，2日後定期外受診した．

〈既往歴〉
狭心症：左冠動脈主幹部 50％
2型糖尿病：ノボラピッド®（インスリンアスパルト（遺伝子組換え））12-4-8，ランタス®（インスリングラルギン（遺伝子組換え））12単位
高脂血症
内頚動脈狭窄症
左室高電位
花粉症，および蓄膿は既往なし

〈生活歴〉
喫煙歴：昨年3月で禁煙　それまでは10本/日．

そこそこのメタボ感ですね．ただ，今回の episode とは関係なさそうな印象です．

I コモン編

> **Q1** さらに尋ねたいことは？
> ❶ 症状の詳しい経過
> ❷ 悪化傾向があるか
> ❸ 他の症状があるか
> ❹ 他に服用中の薬剤

定期外来受診時に発熱38℃であり，ふらつき，低血圧を認めたとのことで，せいぜい数日の経過かと思われますが，経過の確認（❶○）は絶対に必要ですね．詳しい症状と各々の消長を確認すること（❷❸○）で，ある程度ウイルス性上気道炎（普通感冒）と細菌感染症との鑑別が可能です．ウイルス性上気道炎の典型的な経過は，咽頭痛〜鼻汁〜咳が，だいたいこの順番で，いずれもそれほどの重篤感なく，1週間程度で自然軽快していく，という感じで，いずれか1ヵ所の強い，しつこい症状があると（抗菌薬投与が必要な）細菌感染症を疑う，という感じだと思います．

 教訓 ウイルス性上気道炎（普通感冒）は症歴，症状から診断可能である．

本症例は既往歴の多い症例でもあり，一般論として他に服用中の薬剤は必ず確認しておきましょう（❹○）．

> ✓ **正解** **Q1** さらに尋ねたいことは？
> ○ ❶ 症状の詳しい経過
> ○ ❷ 悪化傾向があるか
> ○ ❸ 他の症状があるか
> ○ ❹ 他に服用中の薬剤

そこでよくよく尋ねてみると，1週間ほど前に膿性鼻汁と咽頭痛から症状が始まっています．いずれも軽快傾向でありましたが，咳と痰，発熱が数日前に出現し，現在はそちらが主症状だとのこと．

診療記録・検査結果

〈診察所見〉

　　SpO_2：96％　呼吸音は清　頬部を圧すと若干違和感があるとのこと

〈胸部X線写真〉(図1)

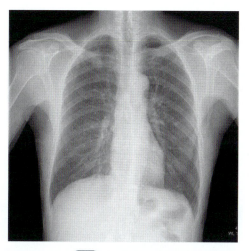

図1　胸部X線写真

〈副鼻腔X線写真〉(図2)

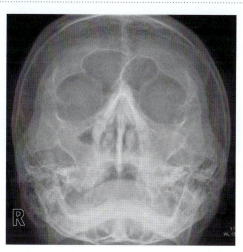

図2　副鼻腔X線写真

I コモン編

> **Q2 診断は？**
> ❶ 急性上気道炎
> ❷ 急性咽頭炎
> ❸ 急性副鼻腔炎
> ❹ 急性気管支炎

胸部X線写真では左中肺野にクリッとした小結節影を認めますが，これは以前の胸部単純写真でも見られていて，病的意義はないものと考えました．

副鼻腔X線写真では両側の上顎洞濃度が上がっていて，液貯留や腫瘍などが考えられますが，よくみると右には空気と鏡面像が見えていて，液貯留≒副鼻腔炎であろうかと推測されます（図3）．

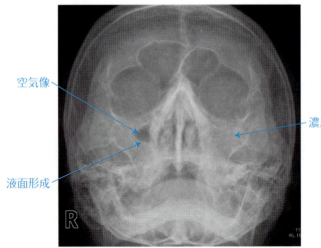

図3　副鼻腔X線写真

頬部の圧痛（違和感）やX線写真から，副鼻腔炎の存在はある（❸◯）と考えられました．しかしながら本症例は治療経過は数日であり，疼痛などの強い症状に乏しく，膿性鼻汁も少量であったので，急性鼻副鼻腔炎診療ガイドライン2010年版（表1）による軽症例で抗菌薬投与不要と判断し，去痰薬などの対症療法を開始しました．

表1 成人急性鼻副鼻腔炎のスコアリングと重症度分類

成人		なし	軽度／少量	中等以上
臨床症状	鼻漏	0	1	2
	顔面痛・前頭部痛	0	1	2
鼻腔所見	鼻汁・後鼻漏	0 （漿液性）	2 （粘膿性少量）	4 （中等量以上）

軽症：1〜3，中等症：4〜6，重症：7〜8

日本鼻科学会（編）．急性鼻副鼻腔炎診療ガイドライン 2010 年版（追補版）．日鼻誌．2014; 53: 27-84 より引用．

軽症の場合，抗菌薬を使わず 5 日間経過観察する．

 診断は？
- × ❶ 急性上気道炎
- × ❷ 急性咽頭炎
- ○ ❸ 急性副鼻腔炎
- × ❹ 急性気管支炎

▶ 診断名　**急性副鼻腔炎**

 重要ポイント！

上気道感染症はとってもコモンです．それゆえに「何となく，抗菌薬」となりがちなところでもありますが，ウイルス性上気道炎に抗菌薬を投与するのは避けたいところ．上記のような典型的な経過であれば，副鼻腔炎の診断は難しくありませんね．

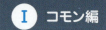

Case 11

外来編

40歳代女性
1ヵ月前からの咳嗽

救急外来，呼吸器外来で遭遇するコモンな疾患には，時に，いやしばしば合併が見られ，症状を修飾することがあります．各々の症状を見極めて病歴聴取する練習をしましょう．

病歴

〈主訴〉
咳が止まらない．夜に症状悪化し寝られていない．

〈現病歴〉
1ヵ月前から咳が出るようになった．はじめは咳だけで，花粉症を心配し耳鼻咽喉科を受診した．口の中も赤くなっていないということで，薬を処方されて1週間ほど飲んだが効かなかった．1週間前から咳がひどくなって，黄色いどろっとした痰も出るようになった．5日前に37℃台の熱が出たので，他病院を受診し処方を受けた．解熱剤は内服していないがその後解熱した．熱が出た頃から鼻汁も大量に出る．咳は改善なく，咳のしすぎで脇腹が痛い．

〈既往歴〉
特記事項なし

〈家族歴〉
父：肺癌
母：心房細動

〈家族構成，家族，住居〉
父母と同居．隣家に姉の一家が住んでいる．姉も1ヵ月前から同じような咳をしており，姉の方が症状が出るのは早く，現在はだいぶ軽快しているとのこと．姉は子供と同居しており，子供は姉に遅れて感冒様症状があったが，咳症状が続くということはなかった．
父も自身と同じ時期に咳が出て，昨日ひどくなって救急車で他院を受診し，肺炎との診断だったという．父は5年前に肺癌罹患しており，当院呼吸器外科通

院中である．
住居：築15年の一軒家．

〈生活歴〉
職業：事務職．今週から症状がひどくて出勤できていない．
粉塵曝露：なし
ペット飼育歴：なし．姉家族もペットなし．

〈アレルギー〉
花粉症があるがそのほかにアレルギーはないという．

 その他にどのような病歴を追加して尋ねますか？確認しますか？

お薬手帳を確認したところ……
初回耳鼻科受診時に処方された薬剤
⇒ プランルカスト®（プランルカスト水和物），ムコダイン®（L-カルボシステイン），ムコソルバン®（アンブロキソール塩酸塩），メジコン®（デキストロメトルファン臭化水素酸塩水和物）．

5日前に処方された薬剤
⇒ GRNX（ガレノキサシン），シングレア®（モンテルカストナトリウム），ザイザル®（レボセチリジン塩酸塩），メジコン®，ムコダイン®．

さらに昨日も受診してツロブテロールテープ®（ツロブテロール貼付剤）を処方されています．昨夜使用されましたが，効果は実感していないとのこと．

これまでに同様の咳症状を経験していますか？
⇒ 数年前に咳で困ったことはあったが，そのときは1ヵ月くらい続いたため，病院受診したが原因はわからず，結局自然軽快．その後，秋頃に咳を

I コモン編

繰り返すことは毎年のようにあったが，ここまで強いことはなかったと．春にも咳が多いが，春は明らかに花粉症であり，そうかなと思っていた．

頰部圧痛や歯痛など副鼻腔症状の有無
⇒なし，頰部圧痛なし．

花粉症の有無
⇒春には明らかに花粉症がある．

副鼻腔炎，喘息の既往
⇒未熟児であったが，幼少時の蓄膿や喘息はなかった．

咳の増悪因子，寛解因子，姿勢との関係
⇒横になると咳が強くなる．就寝中にも咳が出て目覚める．ここ最近痰が絡んで咳が出る感じもある．

> ✓正解 **Q1 その他にどのような病歴を追加して尋ねますか？確認しますか？**
> ・他院でこれまで処方された薬剤とその効果
> ・過去に同様の episode があったか
> ・他の症状，特に片側の頰部圧痛や歯痛など
> ・咳の増悪因子や寛解因子

> **Q2 病歴から，どのような疾患を思い浮かべますか？**
> ❶ 喘息
> ❷ 胃食道逆流症（GERD）
> ❸ 副鼻腔炎
> ❹ 感染性咳嗽

横になると咳が強くなる．就寝中にも咳が出て目覚める．ここ最近痰が絡んで咳が出る感じもある．⇒後鼻漏症状はありそう．

しかし副鼻腔症状なし，頬部圧痛なし．⇒パンパンに溜まっている副鼻腔炎ではない（❸△）．

幼少時蓄膿はなかった．⇒現在の副鼻腔炎を否定はできない．

数年前に咳で困ったことはあったが，そのときは1ヵ月くらい続いたため，病院受診したが原因はわからず，結局自然軽快．その後，秋ごろに咳を繰り返すことは毎年のようにあったが，ここまで強いことはなかったと．春にも咳が多いが，春は明らかに花粉症であり，そうかなと思っていた．⇒喘息の存在を思わせる「繰り返し」「変動性」（❶○）．

教訓 咳の病歴で「繰り返し」「変動性」を確認できれば，喘息を想定する．

父も自身と同じ時期に咳が出て，昨日ひどくなって救急車で他院を受診し，肺炎との診断だった．⇒感染性咳嗽（❹○），マイコプラズマ？ の要素．

ロイコトリエン拮抗薬，ツロブテロールテープ®の効果はすぐには出ないため，これまでの処方が効かないからといって喘息でない，とはいえない．去痰薬では本質的治療にならない．⇒治療効果からの診断，判断は困難．

以上のように考えると，後鼻漏，感染性咳嗽，喘息の要素はどれもあるように思われます．実際，これらの合併はしばしば見かけますね……．GERDの要素はなさそう（❷×）ですが．

> ✓正解　**Q2**　病歴から，どのような疾患を思い浮かべますか？
> ○ ❶ 喘息
> × ❷ GERD
> △ ❸ 副鼻腔炎
> ○ ❹ 感染性咳嗽

Ⅰ コモン編

> **診察記録・検査結果**
>
> 〈診察所見〉呼吸音には特に問題なし．
> 〈胸部 X 線写真〉（図 1）
>
>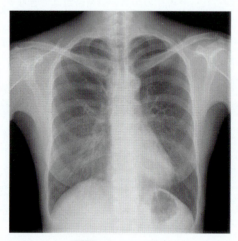
>
> 図1　胸部 X 線写真
>
> 〈副鼻腔 X 線写真〉（図 2）
>
>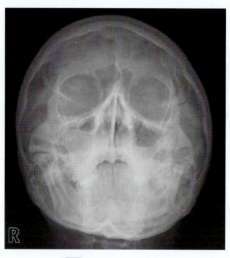
>
> 図2　副鼻腔 X 線写真
>
> 〈肺機能検査〉異常なし

Q3 症状，所見から，診断を考えてください．
- ❶ 喘息
- ❷ GERD
- ❸ 副鼻腔炎
- ❹ 感染性咳嗽

呼吸音には特に問題なく，胸部X線写真にも異常所見を認めません．副鼻腔X線写真では両側上顎洞に鏡面形成を認めました．

以上，症状，所見から，副鼻腔炎〜後鼻漏の要素はある（❸◯）ようですが，既にGRNXや，去痰薬など対症療法としての投薬はなされていて，さらに介入する余地はあまりなさそうです．また，副鼻腔炎だけであるならば，治療によってもう少し症状は軽減していてもよさそうです．

そこで何らかの病態が合併していることが想定されます．病歴から，基礎に過敏性，変動性のある症例であることはわかり，喘息，少なくとも気道過敏性の存在（❶◯）はあるようです．そして家族間での伝染ぶりを見ると，マイコプラズマをはじめとする感染性咳嗽の可能性も高い（❹◯）と考えられます．

喘息か感染性咳嗽か，これはしばしば合併するものでもあり，基本的に鑑別困難なものです．感染性咳嗽の後に喘息を発症する，あるいは悪化する，ということも少なくありません．少なくとも喘息が存在するかどうか判断する方法は「経過をみる」ことでしょう．

つまり，今回限りで症状が再燃しないのであれば感染性咳嗽，今後の経過で同様の症状が繰り返すようであれば喘息ありと診断できる，ということです．仮に「今回感染性咳嗽であって，今後喘息を発症する」ということであったにしろ，今後の経過で喘息の存在が確認できればよいのです．

で，ここで大事なことは，「是が非でも今，診断をつける」ということではな

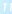

I コモン編

く，「今，どうするか」です．今回は喘息か感染性咳嗽か判断できないにしても，喘息の可能性もあり，かつ今後発症する可能性もある，そして現に患者さんは咳で困っておられるわけですから，喘息であれば抜群に効果のあるICS/LABA（吸入ステロイド薬と長時間作用型 β_2 刺激薬の合剤）を処方しました．

これが著効すれば喘息と判断できますし，仮に効果がない，ということであっても，感染性咳嗽であれば必ず「日にち薬」でよくなります．そのように説明して患者さん自身に診断をつけて頂く．効いたのであればICS（吸入ステロイド薬）を続ける必要がありますが，ICS/LABAで「効いた」「いい薬だ」という感触をもたれているので，比較的続けて頂きやすいと思います．

本症例では，その後咳症状は速やかに改善し，しばらく来院されませんでしたが，翌年も同じ季節に咳症状があり来院されました．ICS/LABAがよく効いたとのことで，咳喘息ありと診断しています．

✓**正解** **Q3** 症状，所見から，診断を考えてください．
- ◯ ❶ 喘息
- ◯ ❸ 副鼻腔炎
- ✕ ❷ GERD
- ◯ ❹ 感染性咳嗽

▶ **診断名** **感染を契機に悪化した咳喘息に，副鼻腔炎の合併**

突っ込まれドコロ！

このように，特に経過の確認ができず，検査が限られている外来の現場では，ビシッと最終診断に至らないこともしばしばです．ここで大切なことは，「どこまで想定して，何をしたのか」．その根拠を突っ込まれたときに明確に答えられるよう，準備しておきたいものです．

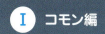

Case 12

外来編

20歳代女性
1週間前からの左胸痛，呼吸困難

外来で出合う，比較的コモンで問診と診察がキモとなる疾患をみてみましょう．

病歴

〈主訴〉左胸痛，呼吸困難

〈現病歴〉
1週間前に突然，左胸痛，呼吸困難出現．近医を同日受診した．逆流性食道炎として投薬を受けた．その際，胸部X線写真などは撮影されていない．
その後，胸痛は軽快しているが呼吸困難は持続していた．本日，当院眼科を受診した際に呼吸困難を訴え，当科紹介コンサルトとなる．

〈既往歴〉帝王切開歴あり

〈生活歴〉
喫煙歴：経験なし
閉経：2年前

〈アレルギー〉刺身などの生もので皮疹が出ることがある

 もっと尋ねたい情報はあるでしょうか．

1. 痛みの性状
2. 痛みの場所
3. 放散痛の有無
4. 痛みの増悪因子，寛解因子

Ⅰ コモン編

もっと尋ねたい情報は…そうですね．痛みの性状（❶○），場所（❷○）や増悪因子（❹○）などでしょう．左胸痛，ということで，冠動脈疾患を想定すると，放散痛（❸○）も尋ねておきたい．痛みが主訴のときに尋ねるべきことがらを語呂合わせにしたのが次の OPQRST です．

> **痛みで尋ねる OPQRST**
>
> O（Onset）：発症様式
> P（Palliative/Provocative）：増悪・寛解因子
> Q（Quality/Quantity）：症状の性質・強さ
> R（Region/Radiation）：場所・放散の有無
> S（associated Symptom）：随伴症状
> T（Time course）：時間経過

痛みの場所はどちらかというと左胸部全体的で，吸気時に増悪したようです．

> **本 Case の OPQRST**
>
> O：突然発症
> P：吸気時に悪化
> Q：鈍痛，最初は激痛，以後軽減
> R：左胸部全体，放散なし
> S：呼吸困難
> T：持続，軽快傾向

教訓 痛みの訴えにはしっかりと問診を．

  もっと尋ねたい情報はあるでしょうか．
　○ ❶ 痛みの性状
　○ ❷ 痛みの場所
　○ ❸ 放散痛の有無
　○ ❹ 痛みの増悪因子，寛解因子

Case 12　20歳代女性［外来編］

そうすると身体所見をみたいですね．

> **身体所見**
> SpO₂：93％（room air）
> 打診：左で鼓音
> 聴診：左肺呼吸音聴取不可

……てことは，もうおわかりでしょう．胸部X線写真は予想通りの所見でしょうか？

> **検査所見**
> 〈胸部X線写真〉（図1）
>
>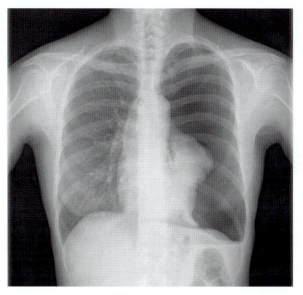
>
> 図1　胸部X線写真

Q2　以上より，診断は何でしょうか．

115

I コモン編

胸部X線写真では左肺完全虚脱あり，左自然気胸と診断しました．割と典型的な症例でした．
発症が1週間前であったことを裏付ける要素として，X線写真でそこそこの量の胸水が見られますね．

  以上より，診断は何でしょうか．
左自然気胸

▶ 診断名　**自然気胸**

重要ポイント！
疼痛を訴える症例において，OPQRSTを意識して病歴を確認することは，呼吸器領域に限らず（むしろ他領域で？）重要ですので，実習や研修の現場で常に練習するようにしましょう．

Ⅰ コモン編

Case 13 外来編

70歳代男性
3日前からの発熱，前日から咳嗽，呼吸困難感

こちらもコモンに出会う疾患ですが，救急の現場での対処からその後の診断，安定してからの管理まで，重要事項のオンパレードです．カンファレンスでの突っ込みドコロもたくさんあります．

病歴

〈主訴〉
咳嗽，呼吸困難

〈現病歴〉
3日前の昼頃より38℃台の発熱があり，前日より咽頭痛，咳嗽が出現，倦怠感も出てきていたため横になっていた．前日夕方より呼吸困難感が徐々に増悪し，本日朝5時頃から呼吸困難感増悪のため当院救急受診となった．

〈既往歴〉
高血圧，尿路結石
副鼻腔炎や鼻茸はなし

〈生活歴〉
飲酒歴：ビール350ml/日
喫煙歴：20本/日　20歳〜現在まで
職業：デスクワーク
粉塵曝露：なし
アスベスト曝露：なし

〈アレルギー〉
食物：なし
薬剤：なし

I コモン編

> **Q1 もっと知りたい情報はありますか?**
> ❶ 花粉症やアトピー性皮膚炎があったか
> ❷ これまでに同様の episode があったか
> ❸ NSAIDs で喘息発作誘発があったか
> ❹ 普段から呼吸困難を感じることがあったか

病歴でもっと知りたい情報……発作性に呼吸困難があったということで,やはり喘息を疑うような,同様の episode を繰り返していたかどうか（❷○）は知りたいですね.
⇒昨年夏にも夜間に咳がでるエピソードがあり,近医で薬の吸入を行っていたとのこと.

他にアトピー素因（❶○）や,アスピリン喘息のチェック（❸○），COPDを想起するような普段からの労作時呼吸困難（❹○）を確認しておきましょう.

> ✓正解 **Q1 もっと知りたい情報はありますか?**
> ○ ❶ 花粉症やアトピー性皮膚炎があったか
> ○ ❷ これまでに同様の episode があったか
> ○ ❸ NSAIDs で喘息発作誘発があったか
> ○ ❹ 普段から呼吸困難を感じることがあったか

本症例では花粉症やアトピー性皮膚炎はなく,NSAIDsでの喘息誘発もなかったとのことです.また,普段息切れを感じることはなかった,とのことでした.

> **入院時身体所見**
> 〈バイタルサイン〉
> 血圧：210/111 mmHg　　呼吸数：36 / 分
> 脈拍：117 / 分　　SpO$_2$：98%（マスク 9L）
> 体温：38.2℃　　意識清明, 全身発汗著明

〈頭部〉
眼瞼結膜：貧血（−）
眼球結膜：黄染（−）

〈頸部〉
甲状腺：腫大（−）
リンパ節：腫脹（−）
頸静脈：怒張（−）

〈口腔〉
咽頭：扁桃の発赤（−）

〈胸部〉
胸部全域で wheezes（＋）

〈心音〉
整，雑音（−）
S1 → S2 → S3（−）S4（−）

〈腹部〉
平坦軟，圧痛（−）

〈四肢〉
浮腫（−），ばち指（−）

頻呼吸で wheezes あり，というところが目立つ所見です．

入院時検査結果

〈血液検査〉

WBC（1000）	9.9　H	T-BIL（mg/dL）	0.53
RBC（1000000）	4.38	NA（mmol/L）	138
HB（g/dL）	13.2	K（mmol/L）	4.4
HT（%）	39.5	CL（mmol/L）	104
PLTS（1000）	206	CA（mg/dL）	8.8
MCV（fL）	90	FIBG（mg/dL）	400
MCH（pg）	30.1	PT-C（秒）	11.2
MCHC（%）	33.4	PT-P（秒）	11.3
CRP（mg/dL）	2.94　H	APTTC（秒）	29.0
TP（g/dL）	7.8	APTTP（秒）	24.2　L
ALB（g/dL）	4.3	PT-ACT（%）	99
UN（mg/dL）	11.2	Dダイマー（μg/mL）	0.5
CRE（mg/dL）	0.75	PT-INR	1.01
AST（U/L）	24	CHE（U/L）	313
ALT（U/L）	14	LAP（U/L）	49
LDH（U/L）	210	eGFR	77.6
ALP（U/L）	240	P（mg/dL）	3.6
G-GTP（U/L）	28	T-CHO（mg/dL）	190

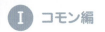

I コモン編

TG（mg/dL）	63
AMY（U/L）	64
CPK（U/L）	111
溶血	(-)
乳び	(-)

BNP（pg/mL）	40.38	H
トロポニン I（ng/mL）	0.03	
MYO（ng/mL）	76.7	H
CK-MB（ng/mL）	1.10	
GLU（mg/dL）	127	H

〈動脈血ガス〉

pH：7.365
PaO_2（Torr）：186
$PaCO_2$（Torr）：42.4
HCO_3^-（mmol/L）：23.7
Lac：6

〈心電図〉

脈拍：113 bpm, sinus rhythm 整

〈胸部 X 線写真〉（図1）

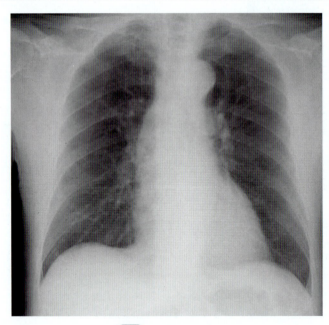

図1 胸部 X 線写真

現段階での診断を考えてください．
① 気管支喘息発作
② COPD 増悪
③ 慢性心不全の悪化
④ 急性肺血栓塞栓症

急性の呼吸困難で，喘鳴もある．閉塞性換気障害がありそうです．そのような病態を来たす疾患としては

- 気管支喘息
- COPD（慢性閉塞性肺疾患）
- 気管支拡張症
- びまん性汎細気管支炎
- 閉塞性細気管支炎
- 肺結核・気管支結核
- 肺癌による肺内の狭窄
- うっ血性心不全

などが基礎にあって，そこに感染などが加わって増悪した，という可能性が考えられます．

身体所見や胸部 X 線写真で，wheezes 以外に目立った異常所見がなかったところを見ると，気管支拡張症，びまん性汎細気管支炎，肺結核・気管支結核，肺癌による肺内の狭窄，それにうっ血性心不全である可能性はずいぶん低く（③△）なります．これらは身体所見や胸部 X 線写真で多彩な所見が見られますからね．

そうすると残りは気管支喘息（①○），COPD（②○），閉塞性細気管支炎あたりで，これらは胸部 X 線写真ではっきりとした所見がないわけですが，閉塞性細気管支炎は前 2 者に比べるとずいぶん頻度が低く，しかもたいていは

原因となるきっかけ（骨髄移植，肺移植，膠原病，ガス吸入など）があるので，この場合は大変考えにくい．

なお，急性肺血栓塞栓症（❹×）では wheezes を来たしませんし，本症例は凝固異常を来たす状況でもなさそうです．

> ✓正解 **Q2** 現段階での診断を考えてください．
> ○ ❶ 気管支喘息発作
> ○ ❷ COPD 増悪
> △ ❸ 慢性心不全の悪化
> × ❹ 急性肺血栓塞栓症

というわけで，いつもの顔ぶれ，

> 気管支喘息
> COPD（慢性閉塞性肺疾患）

が残りました．この鑑別が今回のキモです．結構尋ねられることも多いですし，実際私たちも迷うことが少なくありません．

Q3 **初期治療方針を考えてください．**
❶ 利尿薬
❷ βブロッカー
❸ 吸入 β_2 刺激薬
❹ 全身ステロイド

急性期の治療に関しては，喘息であっても COPD であっても

吸入 β_2 刺激薬
全身ステロイド

は必須で，加えて喀痰の膿性化や発熱など，**感染徴候があれば抗菌薬**を使用する．このあたりまでは共通です．

というわけで，本症例も来院時は COPD 増悪ないし喘息発作，として取り扱い，β_2 刺激薬吸入（❸○）とステロイド全身投与（❹○），酸素投与で対処し喘鳴，呼吸困難は改善傾向を示しました．心不全徴候はなく，利尿薬（❶×）や β ブロッカー（❷×）は使用しませんでした．明らかな感染徴候はなく，抗菌薬は投与しませんでしたが問題なく経過しました．

  Q3 初期治療方針を考えてください．
- × ❶ 利尿薬
- × ❷ β ブロッカー
- ○ ❸ 吸入 β_2 刺激薬
- ○ ❹ 全身ステロイド

 回復後，慢性期の治療はどう考えますか？
- ❶ LAMA（長時間作用型抗コリン薬）
- ❷ LABA（長時間作用型 β_2 刺激薬）
- ❸ ICS（吸入ステロイド薬）/LABA
- ❹ ICS/LABA + LAMA

最近では，**ACO（asthma COPD overlap syndrome：エーコー）**という言葉が使われることが多くなってきました．そもそも，喘息と COPD は同じ閉塞性障害で，似たような症状を呈しますし，両疾患を合併している症例が少

なからずあることもよく知られているのです．で，そういう合併した病態をこれまでは「asthmatic COPD」や，「オーバーラップ症候群」などと呼んでいましたが，これに正式名称として「ACO」という疾患名が付いたわけです．

そういうわけで，鑑別としては

> 純粋な気管支喘息
> 純粋な COPD
> ACO

を区別することになります．とはいえ，なかなか「喘息の要素がない，純粋な COPD である」「COPD の要素がない，純粋な気管支喘息である」と言い切るのは困難なのです．

特に，非専門の先生方はそこまで鑑別して何の意味があんねん，と思われるかもしれません．ごもっともですね．そこで，発想の転換です．逆に，鑑別が必要なポイントのみを鑑別する，こういう観点で考えてください．ミソは

> 純粋な気管支喘息
> 純粋な COPD
> ACO

を原理主義的にキッチリ分ける必要はない（し，分けることは難しい），ということです．要するに喘息と COPD は症状も似ていて使用する薬剤も似ている．分ける必要がないところは無理に鑑別する必要もないのでは，と考えます．

とはいえ，

> 純粋な気管支喘息
> 純粋な COPD
> ACO

の大まかなラベル付けはそれほど困難ではありません．喘息とCOPDを分けるべき大切なところはどこか，といいますと，

> **教訓** 喘息の要素があれば，必ず吸入ステロイド（ICS）を使う．

に尽きます．喘息であればICSを使うのは必須ですが，COPDでは必ずしもそうではない．研究によっては，「ICSを使うと肺炎が増える」というデータもあるわけで，無用のICSは使わない方がいいかもしれません（現段階ではまだ結論は出ていないと思います）．

ですから，「ICSを使うべき疾患」としての『気管支喘息』という病名をつける，これには重要な意味があります．それではCOPDはどうか．

喘息に対するICSのように，COPDに必ず使うべき薬剤，というものはありません．LAMAもLABAも，ガイドラインでは同列です．純粋なCOPDに対してICSを使わない方がいい，というエビデンスも，上に書いたように，キッチリとは定まっていないと思います（肺炎を繰り返している場合には避ける方がいいかもしれませんが）．なので，COPDに関しては，ガッチリと鑑別する，喘息を除外する，そこまでは必要ないかもしれません．

……というわけで，いくつかの私的指針をまとめておきますと，

- ✓ とにかく大事なのは**喘息の要素があるかないか**．喘息の要素はこれまでにもさんざん書いてきましたが，症状の変動性（可逆性・繰り返し）です．COPDの要素があろうがなかろうが，**変動性があればICSを使うべき**です．
- ✓ **ヘビースモーカーの高齢者が咳・痰・労作時呼吸困難を訴えたら，COPDの存在が想定されます**．ただ，慢性喘息でも症状は似ています．とはいえ，COPDでも慢性喘息でも，LAMAが有効であろうという点では同じことですから，ヘビースモーカー

I コモン編

- でそういう症状の症例には，**LAMA を使うのがよいでしょう**．
- ✓ **安定期の肺機能で閉塞性障害が見られても**，COPD，または慢性喘息として **LAMA を使うのがいいでしょう**．
- ✓ 逆に，喫煙歴のない症例を COPD と診断するのはなし．日本では**喫煙歴がなければ COPD は否定的**です．
- ✓ 変動性がある，喘息も COPD もどちらの要素もある，となりましたら，ACO という病名を暫定的につけておいてもよいでしょう．

そういうわけで本症例を指針に当てはめてみると，

- ✓ 昨年夏にも夜間に咳がでる episode があり，近医で薬の吸入を行っていた⇒繰り返す episode ≒ 変動性の可能性あり．
- ✓ 20 本 / 日×50 年以上の喫煙者であり，COPD の可能性もあり．
- ✓ 安定期の肺機能と FeNO を測定しているかどうかを確認したい．測定値があれば参考になる．

以上，少なくとも喘息の要素はありそうなので，ICS/LABA（❸○）は使うかな，重喫煙者なので，ICS/LABA で症状が残れば LAMA も（❹△）加えるかな，という感じですね．

 Q4 回復後，慢性期の治療はどう考えますか？
- × ❶ LAMA
- × ❷ LABA
- ○ ❸ ICS/LABA
- △ ❹ ICS/LABA + LAMA

本症例ではその後 ICS/LABA を導入し，良好なコントロールを得ました．安定期に行った肺機能検査では下のような結果でした．

> **肺機能検査**
> VC：3.1 L
> %VC：95%
> FEV_1：2.42 L
> %FEV_1：103.1%
> FEV_1%（G）：78.66%

ということで，肺機能検査所見上，閉塞性障害はなく，COPD に該当しません．

同時に FeNO も測定されていて，51 と高値．結果，純粋な気管支喘息，および喘息発作と診断しました．その後も気管支喘息として ICS/LABA を継続し，良好なコントロールを得ています．

このように FeNO が高ければ喘息として問題ないですが，臨床の現場ではまだまだ FeNO を測定できないことも多いと思います．その場合，安定期の肺機能が正常（閉塞性障害なし）であれば COPD は否定的です．

本症例では安定期に閉塞性障害がありませんでしたので，喘息と診断して差し支えないと思いますが，そもそもの病歴で繰り返しの episode がありますから，「喘息の要素」はあり，少なくとも安定期の治療薬として ICS/LABA を使う，これは間違いないと思います．

それでプラスαの症状があれば LAMA を加える，治療としてはそれでいいということになるわけです．

仮に肺機能で閉塞性障害があったりすると，COPD を除外はできません．喘息でも慢性喘息のような病態では，安定期でも咳や喘鳴，呼吸困難などがみられます．そのときに病名をどうするかは主観が入ってくると思いますが，ACO といったり慢性喘息といったり，喘息と COPD を併記したり，いろいろであるのが実際ではないでしょうか．

I コモン編

▶診断名 気管支喘息発作

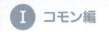

突っ込まれドコロ❗

喘息/COPDの急性期治療は，国家試験でも頻出のコモンかつ重要事項です．これは確実に覚えておきましょう．後半の喘息とCOPD，ACOのところは，ちょっと専門的になるかもしれませんが，カンファレンスで「これは知ってるかな？」と，力試し的に質問されるかもしれません．知っておくとドヤ顔できる？

II 専モン編

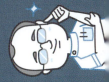

II 専モン編

Case 14

70歳代男性
昨日からの発熱，軟便

それほどコモンではないかもしれませんが，対応を間違えると命に関わる，特徴的なことがらを知っておかなくてはならない，そんな疾患について学びましょう．

病歴

〈主訴〉
発熱，全身倦怠感

〈現病歴〉
一昨日から家人が見るに少し歩きづらそうにしていた．昨日より40℃の発熱と倦怠感あり，発熱と同時に便が軟便となっていた．自宅で一晩様子を見ていたが解熱せず，本日朝，当院救急外来を受診した．

〈既往歴〉
2型糖尿病
パーキンソン病
いずれも20年以上前から

〈内服薬〉
メネシット®（レボドパ・カルビドパ水和物）　100 mg　3錠
ミラペックス®（プラミペキソール塩酸塩水和物）　1.5 mg　1錠
ミラペックス®（プラミペキソール塩酸塩水和物）　0.375 mg　2錠
グリメピリド　1 mg　3錠
メトグルコ®（メトホルミン塩酸塩）　500 mg　2錠
エクア®（ビルダグリプチン）　50 mg　2錠
アクトス®（ピオグリタゾン塩酸塩）　15 mg　0.5錠
オルメテック®（オルメサルタンメドキソミル）　20 mg　1錠
アムロジピン®（アムロジピンベシル酸塩）　2.5 mg　1錠
プラバスタチン®（プラバスタチンナトリウム）　10 mg　1錠

Case 14　70歳代男性

〈家族歴〉
母：パーキンソン病

〈生活歴〉
飲酒歴：経験なし
喫煙歴：経験なし

〈アレルギー〉
食物：なし
薬剤：なし

Q1 病歴から考えることは？

❶ 急性発症の発熱であり感染症を考えたい
❷ 誤嚥性肺炎の可能性もあるが軟便が不自然
❸ 尿路感染症があやしい
❹ 炎症性腸疾患がまず考えられる

病歴聴取の段階ではいろいろな可能性が考えられると思います．急性発症の発熱と軟便（下痢），であればまずは急性胃腸炎≒感染症（❶○）でしょうが，高齢者の発熱といえば尿路感染症（❸△）や誤嚥性肺炎，という連想もあるかもしれません．ただ，いずれも軟便が生じるのは典型的ではありませんね（❷○）．発熱と軟便といえば炎症性腸疾患もそうなのですが，もう少し若年で，発見動機がもう少し慢性という感じでしょう（❹△）．

　Q1　病歴から考えることは？
　　　　○ ❶ 急性発症の発熱であり感染症を考えたい
　　　　○ ❷ 誤嚥性肺炎の可能性もあるが軟便が不自然
　　　　△ ❸ 尿路感染症があやしい
　　　　△ ❹ 炎症性腸疾患がまず考えられる

II 専モン編

> **Q2 病歴で他にほしい情報は？**
> ❶ 発熱と軟便以外に症状はあるのか
> ❷ 元々パーキンソンがあるが ADL はいかほどか
> ❸ 嚥下はスムーズか，誤嚥はないか
> ❹ 最近の活動範囲，訪問したところ

感染というと HIV 始め STD 関連もあるかもしれませんので，最近のそういう生活歴もいずれ聴取する必要はあるかもしれません（❹○）．

急性に生じた膠原病や血管炎の可能性もありますから，他の症状が知りたい（❶◎）ところです．それから提示された以外の薬剤摂取についても要確認ですね．もちろん ADL や嚥下について確認するのは基本です（❷❸○）．

> **✓正解 Q2 病歴で他にほしい情報は？**
> ◎ ❶ 発熱と軟便以外に症状はあるのか
> ○ ❷ 元々パーキンソンがあるが ADL はいかほどか
> ○ ❸ 嚥下はスムーズか，誤嚥はないか
> ○ ❹ 最近の活動範囲，訪問したところ

本症例では，来院時の症状は発熱と軟便のみでした．パーキンソン病の重症度は Yahr II 度で，日常生活はほぼ可能，誤嚥も明らかなものはなかったもようです．提示された以外の薬剤摂取はありませんでした．

> **診察記録**
>
> 〈バイタルサイン〉
> 血圧：131/72 mmHg
> 脈拍：82 / 分
> 体温：39.3 ℃
> SpO_2：93%（room air）→ 99%（マスク 5L）
> 呼吸やや促迫

Case 14 70歳代男性

身長：159.4 cm
体重：60.9 kg
BMI：24
JCS：I-1
GCS：E3V5M6
意識：見当識障害ないが受け答えはゆっくり

〈口腔〉
口腔内：乾燥（−）

〈頚部〉
頚部リンパ節：腫脹（−）

〈心音〉
整，雑音（−）

〈胸部〉
左下肺に coarse crackles 聴取

〈腹部〉
平坦軟，圧痛（−），腸蠕動音亢進低下（−）
CVA 叩打痛（−）

〈四肢〉
末梢冷感（−），下腿浮腫（−），明らかな筋力低下（−）
強剛：両肘・膝関節の強剛（−）

さて情報が増え，少し方向性が見えてきたでしょうか．

 この時点での鑑別診断は？
❶ やはり急性胃腸炎だ
❷ 肺炎がありそう
❸ 肺炎にしては変だ
❹ 尿路感染はハッキリしない

II 専モン編

診察上，腹部症状に乏しく，あまり胃腸系疾患を想起する感じではありませんでした（❶×）．むしろ低酸素血症と呼吸促迫，診察上左下肺に限局したcoarse cracklesを聴取したということで肺炎がありそう（❷○），でも肺炎にしては肺外症状が多く，なんか変だ（❸◎），そんな感じになります．尿路感染としてはハッキリした所見に乏しい（❹○）ですが，否定するには尿検査が必要でしょう．

✓正解　Q3　この時点での鑑別診断は？
× ❶ やはり急性胃腸炎だ
○ ❷ 肺炎がありそう
◎ ❸ 肺炎にしては変だ
○ ❹ 尿路感染はハッキリしない

入院時検査所見

〈血液検査〉

WBC (1000)	17.4 H		CA (mg/dL)	8.4 L
HB (g/dL)	13.1		GLU (mg/dL)	512 HH
PLTS (1000)	138 L		プロカルシトニン (ng/mL)	3.87 H
CRP (mg/dL)	26.26 HH		FIBG (mg/dL)	815 H
ALB (g/dL)	2.8 L		PT-INR	1.24 H
UN (mg/dL)	31.4 H		APTTP (秒)	36.6
CRE (mg/dL)	1.27 H		APTTC (秒)	29.0
AST (U/L)	68 H		Dダイマー (μg/mL)	1.5 H
ALT (U/L)	23		eGFR	43.9
LDH (U/L)	263 H		P (mg/dL)	2.1 L
NA (mmol/L)	129 L		CPK (U/L)	2096 HH
K (mmol/L)	4.9		KL-6 (U/mL)	180.1
CL (mmol/L)	95 L			

胸部X線写真（図1）は……．

Case 14　70歳代男性

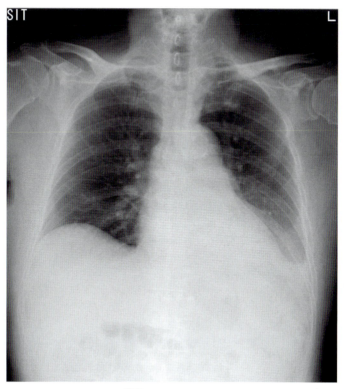

図1　胸部 X 線写真

 検査所見の評価を述べてください．

❶ 炎症反応高値
❷ 腎機能悪化
❸ 低ナトリウム血症
❹ 高 CPK 血症
❺ 胸部 X 線写真異常なし

II 専モン編

胸部X線写真では一見異常所見がわかりにくいと思いますが，cracklesを聴取したのと同じ左下肺野（図2）をよ～く見てみると……濃度上昇が見られますね（❺×）．

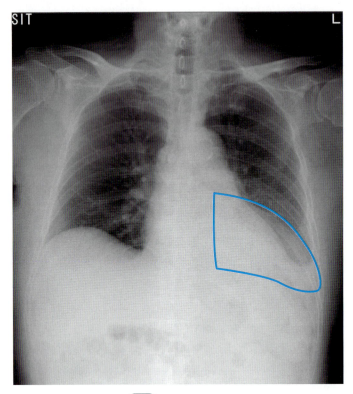

図2 胸部X線写真

下行大動脈のシルエットサイン陽性であり，下葉の濃度上昇があるとわかります．CT（図3）を見ますと確かに左下葉，下行大動脈に接してコンソリデーションが見られます．

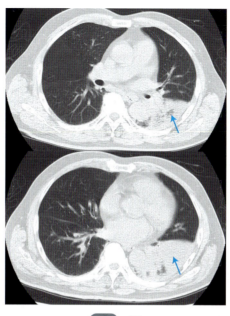

図3 CT

血液検査データを見てみると，目立つのが

入院時検査所見

〈血液検査〉

WBC（1000）	17.4 H	❶○
CRP（mg/dL）	26.26 HH	❶○
プロカルシトニン（ng/mL）	3.87 H	
PLTS（1000）	138 L	
FIBG（mg/dL）	815 H	
Dダイマー（μg/mL）	1.5 H	
LDH（U/L）	263 H	
UN（mg/dL）	31.4 H	❷○
CRE（mg/dL）	1.27 H	❷○
NA（mmol/L）	129 L	❸○
CL（mmol/L）	95 L	
P（mg/dL）	2.1 L	
CPK（U/L）	2096 HH	❹○
GLU（mg/dL）	512 HH	

II 専モン編

といったところですね．炎症反応が強く，フィブリノゲンやLDHの増加は炎症反応と臓器障害を想起しますし，高血糖は糖尿病症例のシックデイであまり特異的ではありませんが，低Na，低P，高CPK，これはいかがでしょうか．ここに先の『違和感』を解くカギがあるのではないでしょうか．

> ✓正解 Q4 検査所見の評価を述べてください．他にほしい検査は？
> ○ ❶ 炎症反応高値
> ○ ❷ 腎機能悪化
> ○ ❸ 低ナトリウム血症
> ○ ❹ 高CPK血症
> × ❺ 胸部X線写真異常なし

その他の検査結果を見てみましょう．

検査結果

〈静脈血ガス〉
pH：7.417
PvO_2（Torr）：26.9
$PvCO_2$（Torr）：43.2
BE（mmol/L）：2.8
HCO_3^-（mmol/L）：27.3
Na（mmol/L）：128
K（mmol/L）：4.8
Cl（mmol/L）：97
AG：9.0
Glu（mg/dL）：473
Lac（mmol/L）：23

〈尿検査〉
WBC：－
蛋白：2＋
pH：6.0
潜血：3＋
比重：1.010
ケトン：1＋
糖：5＋
肺炎球菌抗原：（－）
レジオネラ抗原：（＋）

〈腹部エコー〉
腎盂拡大なし，尿閉なし，IVC：4/16mm

〈心電図〉
脈拍：77/分，V1でrsR'，V1-3で陰性T波→右脚ブロック

診断は何でしょうか？

① 肺炎球菌肺炎
② インフルエンザ肺炎
③ マイコプラズマ肺炎
④ レジオネラ肺炎

肺関連の症状とデータ，画像的には肺炎の存在が考えられますが，発熱と同時に**軟便**，という違和感，さらにデータ上**低 Na**，**低 P**，**高 CPK**，オマケに？**比較的徐脈**もあるとくれば，鑑別診断の筆頭は**レジオネラ肺炎**（❹○）となるでしょう．**尿中抗原陽性**でほぼ診断できたかと思います．

✓正解　Q5　診断は何でしょうか？
× ❶ 肺炎球菌肺炎　　× ❸ マイコプラズマ肺炎
× ❷ インフルエンザ肺炎　　○ ❹ レジオネラ肺炎

治療はキノロン系抗菌薬投与になります．本症例でも LVFX（レボフロキサシン）を使用し，経過は……（図4）．

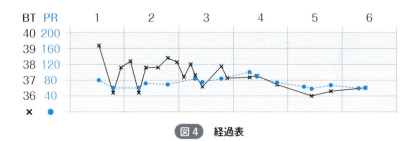

図4　経過表

入院当初はいかにも，の比較的徐脈ですね．治療後経過は良好で，入院5日目には解熱し無事に退院されました．

レジオネラ肺炎の特徴を挙げてください．

比較的徐脈の鑑別診断を挙げてください．

II 専モン編

レジオネラ肺炎の特徴は，一言で言うと「変な肺炎」です．

普通の細菌性肺炎ですと，肺以外の症状が出ることはあまりありません．せいぜい敗血症やショックなどかなり重症の肺炎で意識障害を来たすとか，その程度ではないでしょうか．

でもレジオネラ肺炎では肺炎以外の症状が前面に立つことも多いものです．

> ✓正解 **Q6** レジオネラ肺炎の特徴を挙げてください．
> 意識障害，頭痛：細菌性肺炎ではよっぽどの重症例
> 消化器症状：下痢，嘔気・嘔吐，腹痛など
> 高熱（比較的徐脈を伴う）
> 関節痛

逆に咳や膿性痰といった，いかにも肺炎，な症状はあまりみられません．

ウチみたいな呼吸器科ですと「肺炎，だけど変」みたいな見つかり方をすることが多いのですが，救急の現場でしたら「意識障害，だけど肺にも所見」「下痢，消化器症状，だけど肺にも所見」みたいな見つかり方をすることが少なくないでしょう．

教訓 肺炎，だけど変な肺炎はレジオネラの可能性を考える．

そういうときに参考になる検査所見．もちろん尿中抗原検査は特異的で，頼りになりますが，血清群が1のものしか陽性にならず，感度の低さが問題とされています．以下のような検査値異常があると，レジオネラ肺炎を考えるきっかけになると思います．

肝酵素上昇：肝機能障害＝消化器症状を意味します．
高 CK 血症：一般的には特異度の高い所見といえるでしょう．まあ細菌性肺炎でも，激しい悪寒戦慄があったり，筋肉注射を受けたりすると高値にはなりますが，レジオネラ肺炎では本症例のように 4 ケタぐらいになることも珍しくありません．
低 Na 血症：結構特異度が高く，鑑別に役立ちます．
低 P 血症：こちらも結構特異度が高いとされています．

比較的徐脈（相対的徐脈）は，「発熱があるのに，それに比較して脈がゆっくり」という状態です．

一般的に体温が 0.55℃上昇すると脈拍は 10/ 分増加することが知られています．ですから，体温上昇があると，

（体温 − 平熱）÷ 0.55 × 10

だけ脈拍数が増えることになります．ですから平熱に対して現在の体温からおよそ計算した脈拍数より 20 以上少ない場合，比較的徐脈といいますが，いちいち計算は面倒ですね……それに，39℃以上でないと感染症の診断として意味がない，ともいわれております．

そもそも，健常時の体温や心拍数がわからないと，この計算式ではよくワカラン，ということにもなります．そこで，群星沖縄臨床研修センターの徳田安春先生は「39℃で 110 番」と覚えると覚えやすい，と教えてくださいました．確かに覚えやすいですね．39℃で 110/ 分以下だったら比較的徐脈と考える，ってことです．

比較的徐脈を呈しやすいといわれている疾患たちを以下に挙げますが，必ずしもそうとは限らない，といわれているものもあり，あくまで鑑別診断を挙げるための参考として知っておくとイイ，位の感じでしょう．ですから，ガチガチに計算して厳密に定義を適用する，というよりも，ささっと「こうい

う可能性があるかも」と鑑別診断を挙げる，という使い方がかっこよさそうです．

> ✓正解 **Q7 比較的徐脈の鑑別診断を挙げてください．**
> 比較的徐脈を呈しやすい疾患
> 腸チフス・パラチフス・サルモネラ
> マラリア
> レプトスピラ感染症
> オウム病など非定型肺炎
> レジオネラ感染症
> 下垂体や体温調節中枢の障害
> 腫瘍熱
> 薬剤熱

上に挙げたもの以外に，最近話題の疾患としては，デング熱やエボラ出血熱なんかも比較的徐脈で有名ですね．高熱の割にそれほど脈が速くない，というのは意識していないと気付かないことも多いですが，呼吸数と並んでバイタルサインで軽視されがちな項目，として注意喚起しておきたいと思います．

比較的徐脈を呈する状態で，ウチで多いのは圧倒的に腫瘍熱と薬剤熱なんですけれども，徐脈になるような薬剤（Ca 拮抗薬，βブロッカー，ジギタリスなど）を使っている症例でも「比較的」徐脈になりますから，確認は必要ですね．

聖路加国際病院の岡田正人先生の提唱された『薬剤熱の比較 3 原則』，すなわち

> 比較的徐脈
> 比較的 CRP が低値
> 比較的元気

は覚えやすくて有名ですが，薬剤熱の 10％程度にしか比較的徐脈を認めな

いともいわれており，また，腫瘍熱でも上の比較3原則が合致することも少なくありませんので，薬剤熱＝比較3原則，ではないことに注意が必要です．

> ▶ 診断名　**レジオネラ肺炎**

突っ込まれドコロ！

レジオネラ肺炎＝温泉，という国家試験知識も大切ですが，レジオネラ肺炎は「通常肺炎治療によく使われるβラクタム系抗菌薬では効かない，重症肺炎」すなわち臨床的特徴を承知して早期診断をしないと，生命に関わる感染症なのです．その重要性を承知している上級医は，当然その特徴に関して容赦なく突っ込んでくるはず．

Ⅱ 専モン編

Case14 にちなんで比較的徐脈，実例を 2 例ほど．

Case 15

20歳代男性
虫咬後，全身の発疹と発熱

診察記録

〈病歴〉
1，2 週間前に虫に刺された痕に気づいた．本日全身に発疹が出現し 37.8℃の発熱があり近医受診，当院に紹介受診された．

〈診察所見〉
麻疹様にもみえる全身紅斑．
前頸部，鎖骨上窩，腋窩，鼠径部にリンパ節腫脹あり
手のこわばりあり．浮腫軽度．感覚・運動障害なし．
左上腕外側に 4cm 大の皮下硬結あり．中心に虫刺様の皮疹あり．圧痛あり．

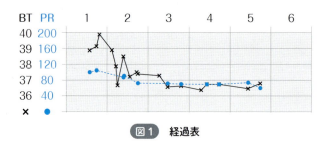

図 1　経過表

リケッチア感染症（ツツガムシ病）による発熱，比較的徐脈でした．

Case 16

60歳代女性
クモ膜下出血時の発熱

診察記録

〈病歴〉

早朝から散歩に出かけたが，帰宅後に倒れた．激しい後頭部痛，後頸部痛の訴えがあり，繰り返す嘔吐を認め救急搬入された．搬入時は，E1V4M5．瞳孔不同なく，対光反射は減弱してはいるが，両側あり．明らかな片麻痺なし．頭部CTでクモ膜下出血を認めた．

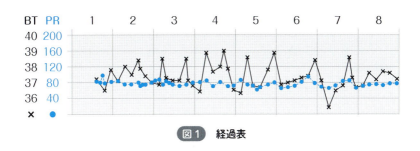

図1 経過表

体温調節中枢障害による発熱，比較的徐脈と考えられます．

Case 17

50歳代男性
1ヵ月続く咳嗽

II 専モン編

呼吸器疾患ならでは，という症例をみてみましょう．身体診察と胸部画像を結びつけて考えることができると，呼吸器疾患の診療に俄然興味が湧くものです．画像の読影には疾患の理解も必要で奥が深く，知れば知るほど興味が湧いてきます．

病歴

〈主訴〉
咳嗽

〈現病歴〉
腎細胞癌で他院通院，抗癌剤治療中．1ヵ月前に脳転移に対し放射線治療を施行された頃から咳嗽あり，メジコン®（デキストロメトルファン臭化水素酸塩水和物）を処方されたが軽快しないため，紹介となった．
咳は乾性で痰はなく，症状はだんだん悪化してきている．これまでにはこれほどの咳はなかった．日中よりも夜の方が強く，姿勢には依存しない（臥位でも坐位でも出る）．夜間咳で目覚めることもある．

〈既往歴〉
既往は腎細胞癌のみ

〈生活歴〉
喫煙歴：経験なし
粉塵曝露：なし

〈アレルギー〉
詳細不明．花粉症などはない．

Case 17 50歳代男性

 想定すべき可能性の高い病態は？
❶ 薬剤性肺障害を含む薬剤性の咳
❷ 脳転移由来の誤嚥などによる咳
❸ 肺内転移などによる咳
❹ 感染症による遷延性咳嗽

状況的には咳の原因となる要素が多分に含まれた症例だと思います．抗癌剤治療中に出てきた咳ですから，薬剤性肺障害はじめ薬剤による咳（❶○），脳転移があることから脳転移由来の（誤嚥などによる）咳（❷○）は容易に想定できるでしょう．もちろん肺内転移も場所によっては咳の原因となります（❸○）．通常は血行性転移で，気道に顔を出すことはそれほど多くありませんが，腎細胞癌は気管，気管支内転移を来たしやすいとされているので，咳の原因となることもあるでしょう．

通院にて抗癌剤治療中であるということで，遷延性咳嗽を生じるような感染症に罹るような機会（市中での感染）は少ないように思います（❹△）が……お子さんやお孫さんから，ということもありうるといえばそうです．

日中よりも夜の方が強く，夜間咳で目覚めることもある，ということですが，咳症状はだんだん悪化してきていて変動は少なく，これまでにはこれほどの咳はなかったとのことで，喘息やアレルギーの要素は少なそうです．

✓正解 想定すべき可能性の高い病態は？
○ ❶ 薬剤性肺障害を含む薬剤性の咳
○ ❷ 脳転移由来の誤嚥などによる咳
○ ❸ 肺内転移などによる咳
△ ❹ 感染症による遷延性咳嗽

というわけで，診察してみましょう．

II 専モン編

> **診察記録**
> 脈拍：93 / 分　整
> SpO$_2$：97%（room air）
> 声音振盪：左前胸部減弱
> 打診：左前胸部では濁音，右は共鳴音
> 聴診：左前胸部では減弱，右は清

背部では，前胸部のようには左右差はわかりませんでした．

診察所見から何がわかりますか？

❶ 左に何かありそう
❷ 左に何があるか
❸ 右に何があるか
❹ 本症例の病態すべて

診察上 fine crackles を聴取しなかったことから，間質性肺炎の存在は考えにくいと思います．で，診察上前胸部ではなにやら左右差があり，背部では差がないとのこと（図1）．

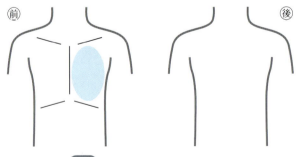

図1　前で左右差，後ろで差なし

これはどういうことか？　肺（胸郭）を横から見た図（図2）を考えますと，前の方に限局して何かがあり，後ろには正常肺が残っている，と考えられます．ですから左の前方に何かある（❶○），ということはわかりますが，何があるかまでは判断できなさそうです（❷❸×）．

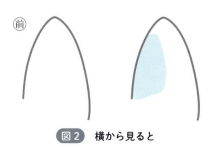

図2　横から見ると

肺内転移の可能性などを考えますと，ある程度の大きさのある腫瘍，無気肺が想定されます．胸水だったら，通常は前も後ろも同じ所見になるでしょう．被包化されている胸水，となると，前後どちらかに限局，ということも見受けられますから，この所見だけではわかりかねます．

✓正解　 診察所見から何がわかりますか？
　　　　○ ❶ 左に何かありそう
　　　　× ❷ 左に何があるか
　　　　× ❸ 右に何があるか
　　　　△ ❹ 本症例の病態すべて

ということで，胸部X線写真（図3）を確認しましょう．

II 専モン編

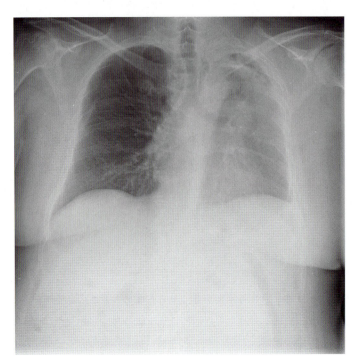

図3 胸部X線写真

 胸部X線写真の所見は？
 ❶ 左胸水
 ❷ 左腫瘤影
 ❸ 左上葉無気肺
 ❹ 左下葉無気肺
 ❺ 左全体の無気肺

選択肢に無気肺が3つもあるんだから，その中のどれかだろう……なんて無粋な回答はしちゃダメですよ．

1ヵ月前の胸部X線写真（図4）がこちらです．

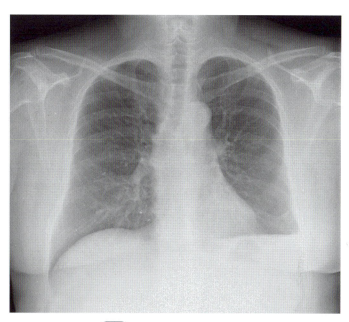

図4 1ヵ月前の胸部X線写真

シンプルに，所見だけを申しますと，気管が左に偏位し，左主気管支がはね上がっています．左横隔膜も高位．そして左肺は全体的に高吸収≒濃度上昇域，つまり真っ白になっています．

それではたっぷり胸水がたまったときのように，元あった構造物が全く見えなくなっているのか，というと，さにあらず，下行大動脈と横隔膜は見えています．そして，心陰影は見えていない……（図5）．

Ⅱ 専モン編

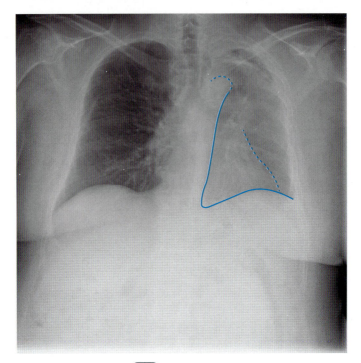

図5 胸部X線写真

と,いうことで,皆さん! お得意のシルエットサインを使いますと,

心陰影(S5) ⇒陽性
横隔膜(S8) ⇒陰性
下行大動脈(S6・10) ⇒陰性

もう一つおまけに,大動脈弓上部も見えなくなっていますね.これはS1 + 2に接するので,そこも陽性,と考えますと,下葉には病変はなく,上葉,それも上(S1 + 2)から下(S5)まで病変がある,ということになります.

ちなみに,上葉は上葉といいますが,左の上葉は上から下までありますねん……. 横から見たときには前面が上葉,後面が下葉です(図6).

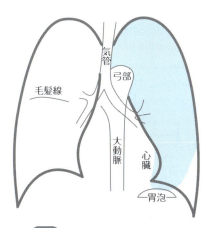

図6 左上葉はこんなに大きい

ですから，とある学生さん（Oさん）は，それが印象に残っていたのでしょう，「前葉，後葉」といってたりしました．まあ，あながちまるっきり間違いとも言いがたい，むしろ左はそういった方がわかりやすいかもなー，と思ったものです（図7）．

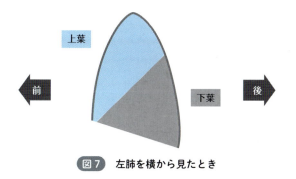

図7 左肺を横から見たとき

閑話休題，気管が左に偏位，左主気管支がはね上がり，左横隔膜高位，そして左肺全体的に高吸収なので，左の無気肺は間違いない．主気管支が上がっているので，たぶん上葉無気肺ですが，大動脈上部・心陰影がシルエット陽性というところも，左上葉の病変であることを支持します．ということで，まごう事なき左上葉無気肺（❸○）ですね．

> **正解 Q3** 胸部 X 線写真の所見は？
> × ❶ 左胸水
> × ❷ 左腫瘤影
> ○ ❸ 左上葉無気肺
> × ❹ 左下葉無気肺
> × ❺ 左全体の無気肺

で，身体診察に戻ってみると，左の前面で濁音，呼吸音低下がある一方で，背面で左右差がなかったというのは，上図の通り左前葉ならぬ上葉に限局する病変で，特徴的に見られる所見なのですね．**腎細胞癌が気道内転移によって無気肺を起こしやすい**，という知識があれば，**身体診察の時点で「おそらく左上葉無気肺」と当たりをつける**ことは難しくありませんでした．なので，Q2 は ❶（○）に加えて ❹（△）も正解，なのです．

> **教訓** 胸部の身体診察にあたっては，解剖学的構造を理解しておく．

左上葉無気肺による咳嗽，症状緩和は難しいですが，中枢性鎮咳薬を使います．メジコン® にて無効とのことですので，リン酸コデインないしモルヒネ（1 日 10mg 程度より開始し漸増）を使用することになるかと考えます．

本質的治療としては左肺門の転移巣への放射線照射も姑息的治療としては選択肢に入るでしょうが，予後や PS などとの兼ね合いで適応を考える必要があるでしょう．

> ▶ **診断名** **腎細胞癌の肺転移による左上葉無気肺**

突っ込まれドコロ！

若いうちは何かというと最新の検査とか画像とかに興味を惹かれがちで，PCに向かってばかり．身体診察を等閑にしている，と思われがちです．ということは，そこが突っ込まれがち，ということになります．本症例のように，身体診察の答え合わせが胸部X線写真でできること，結構あるのですね．ですから上級医の指導が期待できない環境でも，常に身体診察を意識して行っておくことは大切です．

2 カンファレンスでは とりあえず何か言って！

「わかりません」は何も生まない

無言同様，何も生まないフレーズに「わかりません」があります．

いや，無言よりもたちが悪いかもしれない．もう最初から，「私はこの教育機会に参加しませんよ」と宣言しているわけですから．無言だと，もう少し待てば，何か発言が出てくるかもしれない，という期待があります（が，それ故に時間が浪費される恐れもありますが……）．でも，「わかりません」は試合放棄．

「わからないんだから，しょうがないじゃないか！」と開き直りたくなるお気持ちも，まあわかりますけど．全く何もわからない，手がかりすらない，まあそんな，超専門的なこととか，研究に絡んだこととか，そういうことをわざと訊いてくる教授とかも居るんですかねえ……（遠い目）．

臨床のこととかは，正解が出てこないにしても，「これかな？」程度の発言はできるように思うのですが．繰り返しますが，発言があっての教育的指導ですからね．カンファレンスで直されたことって，忘れないんですよ．「恥ずかしい」という感情とセットで記憶しますから．感情セットは深く記憶するためのコツです．

全ては自分のため．「わかりません」と言わない，こう心がけるだけでも，カンファレンスの効果は倍増することでしょう．

II 専モン編

Case 18

50歳代女性
1週間以上続く咳嗽と喀痰

画像所見を理解するために，疾患のこんな性質を知っておきたい，という症例です．これは興味深いですよ．

診察記録

〈主訴〉
1週間以上続く咳嗽，喀痰

〈現病歴〉
1週間前から続く咳嗽，喀痰を主訴に近医受診．聴診で左肺に気管支狭窄音を聴取，胸部単純 Xp で異常影がみられた．採血では炎症所見はなく，抗菌薬（MFLX（モキシフロキサシン）400mg 1錠×4日）の効果もないため，当院紹介となった．

〈既往歴〉
特記事項なし

〈内服薬〉
なし

〈生活歴〉
喫煙歴：経験なし

〈アレルギー〉
なし

〈診察所見〉
聴診：左肺野に rhonchi 聴取

〈胸部 X 線写真〉（図 1）

Case 18　50歳代女性

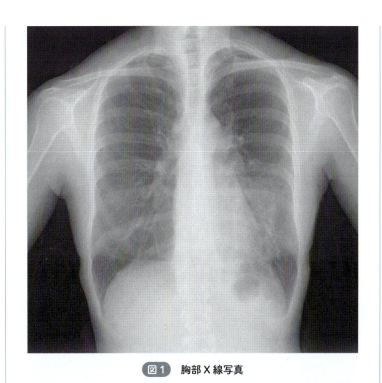

図1　胸部X線写真

胸部X線写真の所見は？

❶ 異常所見なし
❷ 左に異常影がある
❸ 右に異常影がある
❹ 両側に異常影がある

本症例では胸部X線写真の所見がミソなので，さっさとそちらに向かいますが，その前に，診察所見における rhonchi に触れておきましょう．まあ，気管支狭窄音，と現病歴で言ってしまってますが……．

症状として咳や痰があり，左肺野に rhonchi 聴取，ということで，中枢気道

II 専モン編

に何か狭窄病変があるのではないか，と考え，そのつもりで胸部X線写真（図2）を見ます．すると……

左肺門部にモコッとした陰影（ⓐ），さらに心陰影に重なるようにべたっとした陰影（ⓑ）が見えます（❷○）ね．

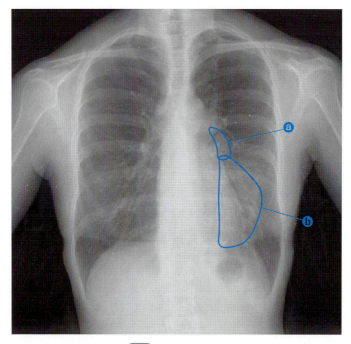

図2　胸部X線写真

✓正解　Q1　胸部X線写真の所見は？
× ❶ 異常所見なし
○ ❷ 左に異常影がある
× ❸ 右に異常影がある
× ❹ 両側に異常影がある

陰影があるものの左4弓はシルエット陰性ですから，舌区ではなく下葉の陰影だとわかります．rhonchi から気道狭窄があると考えますと，左肺門に腫

瘤があって，下葉を狭窄ないし閉塞，結果，閉塞性肺炎〜無気肺となっているように見えます．発熱や炎症所見を欠くことから，無気肺の方が考えやすいでしょうか．

また，左横隔膜はぼやけているように見えますから，病変は S8 であると考えられます．同日の CT（図3）を見てみましょう．

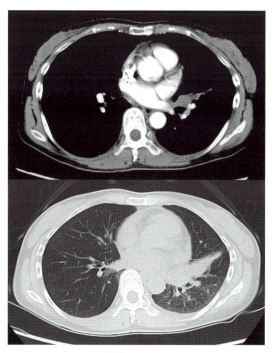

図3 胸部 CT

Q2 CT の所見は？

❶ 左肺動脈血栓＋肺梗塞
❷ 左肺門結節＋肺炎
❸ 左肺門結節＋無気肺
❹ 左下葉腫瘤

図3上は左肺門の結節影（❸○）です．
図3下はS8の無気肺（❸○）ですね．上下葉間に接してべたっと拡がる高吸収域，下葉の一番前ですからS8です．肺門の結節でS8枝が閉塞して生じたものと考えられます．心臓の横には接しておらず，左4弓がシルエット陰性なのがわかります（図4）．

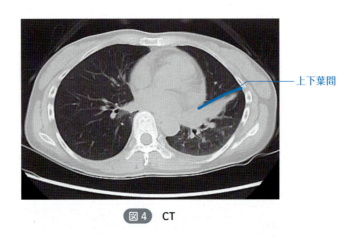

図4　CT

✓正解　Q2　CTの所見は？
× ❶ 左肺動脈血栓＋肺梗塞
× ❷ 左肺門結節＋肺炎
○ ❸ 左肺門結節＋無気肺
× ❹ 左下葉腫瘤

さて，それで済めば話は簡単ですが，もう少し他のスライスもみてみましょう．CTを見てからもう一度胸部X線写真を見る，将棋でいう「感想戦」ですね．これを毎回きちんとやると，胸部X線写真読影力がグンと伸びます．オススメですよ．画像感想戦（図5）．

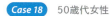

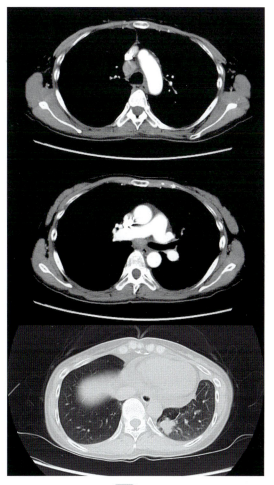

図5 CT

これらのCTを見て，え？　胸部単純X線写真に，こんな所見あったっけ？と思ったら，すぐ感想戦．胸部X線写真を見直しましょう．

 今一度，胸部単純X線写真・CTの所見は？

造影 CT では大動脈弓の高さでリンパ節腫大が見られます（図6）.

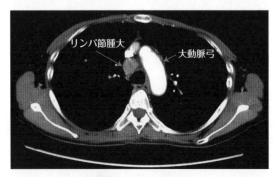

図6　胸部造影 CT

また，気管分岐部下にもリンパ節腫大（図7）が見られます.

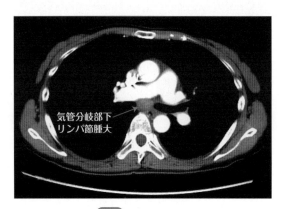

図7　胸部造影 CT

では，胸部単純 X 線写真（図8）でもリンパ節腫大が見えるかどうか，感想戦で確かめてみましょう.

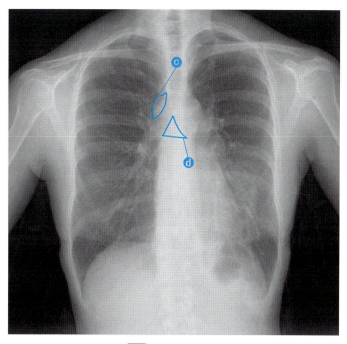

図8 胸部X線写真

気管分岐部横の，傍気管線付近は，確かに軟部影の厚みがあり，傍気管線も消失しています（**c**）．しかしながら，気管分岐の角度はそれほど開いているわけでも，ましてやがに股状に（外向きに凸に）なっているわけでもなく（**d**），気管分岐下リンパ節の腫脹を発見するのは難しいかもしれません．……しかし！

CTではもう1つ所見がありますね．心臓の裏に結節です（図9）．右の横隔膜と同じくらいの高さにありますから，このあたりでしょうか．これは難しいですが，何となく線が見えませんか（図10 **e**）？

Ⅱ 専モン編

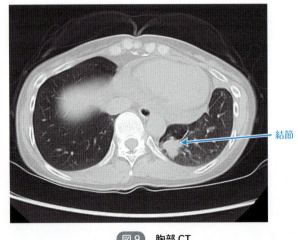

図9 胸部CT

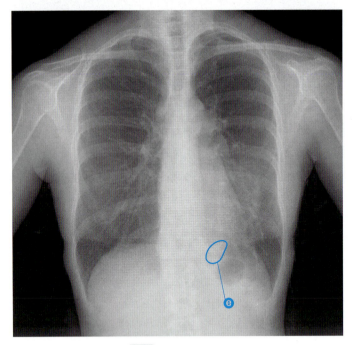

図10 胸部X線写真

ということで，まとめますと，左下肺野の結節影（e），おそらくこちらが原発巣で，左肺門リンパ節転移（a），それによる左下葉（の一部）無気肺（b），

さらに気管分岐部（d）〜右気管傍リンパ節転移（c）が認められる，ということになります（図 11）．

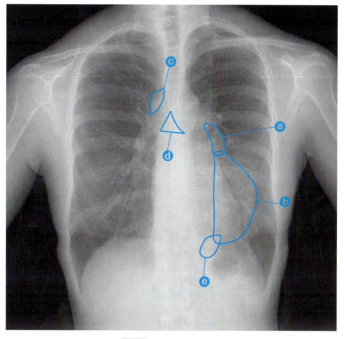

図 11 胸部 X 線写真

✓正解 **Q3** 今一度，胸部単純 X 線写真・CT の所見は？
左下肺野の結節影，左肺門腫脹，左下葉無気肺，
気管分岐部〜右気管傍リンパ節腫脹．

Q4 なぜそこまで（見てきたように）断定できるのでしょうか？
❶ 実際見てきたから
❷ 強く念じて画像を見たから
❸ 原発巣は肺野にあるものだから
❹ リンパの流れを理解しているから

見てきたように断定できるのは，リンパの流れを理解しているからこそです（❹○）．

肺において，肺野を掃除して集まってくるリンパの流れは，胸膜のあたりから，およそ放射状に肺門に向かって集まる，といわれています（図12）．

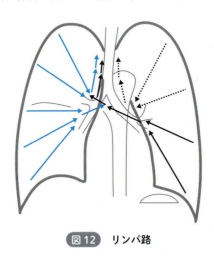

図12 リンパ路

ちなみに右肺を流れてきたリンパ流は，そのまま気管の右側を流れることが多いのですが（青），左下葉を流れてきたリンパ流は，気管の左でなく右側の流れに入ることが多い（黒）ので要注意です．なお左上葉からのリンパ流は気管の左側を流れていきます（点線）．

普段は掃除をしているリンパの流れながら，ひとたび肺癌ができてしまうと，その流れに癌細胞を載せて運んでしまうことになるのです．ですから，リンパ節転移が起こる順番も，この流れで考えますと……

肺野の結節（❺）⇒肺門リンパ節（❶）⇒気管分岐部リンパ節（❹）⇒気管傍リンパ節（縦隔リンパ節）（❸）の順番になる，ということですね．

> ✓正解 Q4 なぜそこまで（見てきたように）断定できるのでしょうか？
> × ❶ 実際見てきたから
> × ❷ 強く念じて画像を見たから
> × ❸ 原発巣は肺野にあるものだから
> ○ ❹ リンパの流れを理解しているから

その考え方で本症例を振り返ると……（図13）．

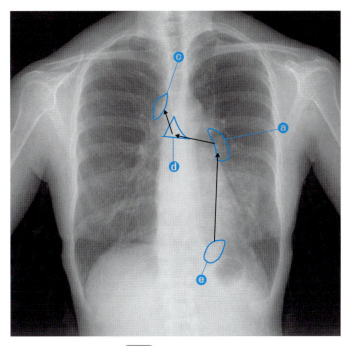

図13 胸部X線写真

の，順番で，転移してきたかな，とわかるわけです．てことで，感想戦，大事ですよ～．

> **教訓** 胸部CTを撮ったら，感想戦やって，読影力を高めよう．

気管支鏡の所見も見ておきましょう．

気管支鏡所見

〈所見〉

左下葉枝は黄白色／高粘稠の壊死様物質で閉塞しており，吸引を試みたが吸引できなかった．一部を把持鉗子で生検した（図14）．

透視下に，左B8付近よりTBB施行．続いて，EBUS使用下に♯R4より針生検施行．

検査後の出血持続がないことを確認し，検査終了した．

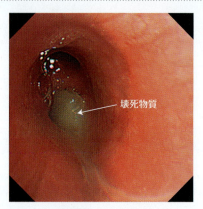

壊死物質

図14 気管支鏡

〈生検結果〉（病理からの報告）

Adenocarcinoma

腫大した多形性のある核を持った異型細胞が増殖しています．好酸性の豊富な細胞質も見られ，非小細胞肺癌の所見です．背景には線維性間質と虚脱した肺胞を認めます．

免疫染色でNapsinA〈+〉，TTF-1〈+〉，P40〈-〉であることより，腺癌と診断します．

〈遺伝子検査，ほか〉

EGFR：ex19del +，T790M -

PD-L1：70%

ということで，治療としてはガイドライン通り，まずはEGFR-TKI（上皮成長因子受容体チロシンキナーゼ阻害薬）で開始しました．

Case 18　50歳代女性

> ▶ 診断名
> 肺腺癌による左肺門リンパ節転移,
> およびそれによる左下葉無気肺,
> 気管分岐部～右気管傍リンパ節転移

重要ポイント！

この,「リンパの流れ」の考え方を知っておくと, 1つ異常影を見つけたときに, その原発巣はあるか, そのリンパ節転移はあるか……と, システマチックに読影ができるようになります. 胸部X線写真ではなかなか小さな結節や物陰の陰影などは指摘しづらいのですが,「ここにあるかも……」と思って見ると, 見えてくるものです. そうなると読影が楽しくなりますよ.

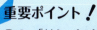

上級医は何か言いたくて
（間違いを直したくて）うずうずしている

カンファレンスでは「とりあえず何か言って！」, その理由としては, 上級医は何か言いたくて（間違いを直したくて）うずうずしている, ということを知っておいて欲しいのです.

いやしくも研修医を預かる, 学生実習を受け入れている施設であれば, 教育的な活動をなにがしか行っているわけで, そこの上級医は「何か言いたい」「教育的指導をしたい」と思っているものです. これが違っていて,「ストレス解消にイジメてやろう」なんて思っておられるようであれば, それは悲しいことですが……. まあそれは, 見学とかのときに, 雰囲気でわかることでしょう.

何か間違っていることを発言する, ということは, その上級医に発言の機会を進呈する, ということになるわけで, 間違えれば間違えるほど, 上級医はうれしいかも. ものは考えようですけど, 間違えるほど, かわいがられる, と思えば, 間違えることなんか怖くない, なんて, 考えてみてはいかがでしょうか？ ホンの少し, 発言に積極性が出るかもしれません.

169

Case 19

Ⅱ 専モン編

70歳代男性
健診発見異常影＋労作時呼吸困難

呼吸器内科を回ったら，（たぶん）避けては通れない，あの疾患について．一通り知っておくべき知識は決まっていますから，上級医も突っ込みやすい．突っ込み対策は入念に．

病歴

〈主訴〉
労作時の息切れ

〈現病歴〉
毎年職場の健康診断を受診しており，今まで特に異常を指摘されたことはなかった．
今回の健診の際，胸部X線写真にて異常陰影を指摘され前医を受診．「間質性肺炎の疑い」とのことで，当院当科紹介となった．

〈既往歴〉
特記事項なし
高血圧，糖尿病なし

〈内服薬〉
定期服用薬，漢方の使用歴なし

〈家族歴〉
特記すべき疾患なし

〈生活歴〉
飲酒歴：週3回ほど（日本酒2合）
喫煙歴：20〜30歳　40本／日
健康食品：なし
職業：事務職，10年ほど前まで農業兼業（米農家）
海外旅行歴：なし

粉塵曝露：なし
住居：築20年，木造．加湿器使用歴なし．カビっぽいところはない．
ペット飼育歴：なし
鳥類曝露：
羽毛布団の使用なし
ダウンジャケットの使用なし
家にツバメの巣がある（最近は来ていない）
近所にフクロウがよく来ていた（最近はなし）
家の周りにカラスが多い
周囲にコウモリはいない
〈アレルギー〉
なし

 病歴で他に聴きたいことは？

❶ 咳，息切れなどの呼吸器症状があったか
❷ 関節痛や筋症状，皮疹などはあったか
❸ 周囲に感冒様症状を呈する人がいるか
❹ 地域で百日咳の流行はあるか

この病歴は生活歴周りのことを中心に，結構いろいろと聴いてくれています．きっと「間質性肺炎疑い」ということで，研修医の先生も張り切ってくださったのでしょう．

それであればこそ，病歴をもう少し掘り下げてほしかった気がします．現病歴に，（主訴にある）労作時の息切れ（❶○）に関する記載がありませんし，膠原病や血管炎などを連想させる，肺外の症状（❷○）についても記載されていません．

病歴には，こういう症状が「ある」という情報も大事ですが，こういう症状が「ない」という情報もまた重要です．陰性情報も書かなきゃわからない．

II 専モン編

「なかったんだから書かなくてもいいじゃないか」と思われるかもしれませんが，書いてないことは「ない」のではなく，「見てない」「聴いてない」ということにしかならないのです．これは肝に銘じておきましょう．

本人の自覚症状を尋ねると，最近（ここ半年程度）労作時息切れの訴えがあり，妻によると数年前から歩く速度が遅くなってきたとのことで，かなり前から無意識に歩行をセーブしていたようです．

また，肺外の症状に関しては，明らかなものはありませんでした．

周囲の症状（❸△）や地域での流行状況（❹△）は，今ここで必ず聴いておくべきものでもありませんが，初診時に一通り尋ねる項目として，ナシとまでは言えませんね．

> ✓正解 Q1 **病歴で他に聴きたいことは？**
> ○ ❶ 咳，息切れなどの呼吸器症状があったか
> ○ ❷ 関節痛や筋症状，皮疹などはあったか
> △ ❸ 周囲に感冒様症状を呈する人がいるか
> △ ❹ 地域で百日咳の流行はあるか

入院時身体所見

〈バイタルサイン〉
血圧：129/69 mmHg
脈拍：85 /分
体温：36.3 ℃
SpO_2：96％（room air，安静時）

〈頭部〉
眼瞼結膜：貧血（－）
眼球結膜：黄染（－）

〈頸部〉
頸部リンパ節：腫脹（－）

頚部血管雑音：（−）

〈胸部〉
両下肺野に fine crackles 聴取

〈心音〉
整，明らかな雑音（−）

〈四肢〉
上肢：ばち指（−），Gottron 兆候（−），皮膚硬化（−），指の腫脹（−）
下肢：浮腫（−）・後脛骨動脈触知・足背動脈触知
皮疹（−）

 必要な検査は？

❶ KL-6
❷ 胸部 HRCT
❸ 肺機能検査
❹ 動脈血ガス分析

行った検査は次の通りです．一般の血液検査に加え，両下肺野に fine crackles を聴取し，間質性肺炎の可能性が高いので，膠原病や血管炎のスクリーニングもある程度行われています（注：ウチで間質性肺炎症例では必ずこの項目を取る，ということではありません）．血液検査では KL-6（❶○）が，特異度が高いものとして知られています．それに動脈血ガス分析（❹○），肺機能（❸○），心電図・心エコーと胸部 X 線写真，それに HRCT（❷○）ですね．

  必要な検査は？
　　○ ❶ KL-6
　　○ ❷ 胸部 HRCT
　　○ ❸ 肺機能検査
　　○ ❹ 動脈血ガス分析

II 専モン編

入院時検査所見

〈血液検査〉

WBC (1000)	5.3	APTTC (秒)	29.0
RBC (1000000)	3.74 L	PT-INR	1.01
HB (g/dL)	12.4	D ダイマー (μg/mL)	0.3
PLTS (1000)	176	補体価 (U/mL)	61.1 H
CRP (mg/dL)	0.67 H	eGFR	72.2
TP (g/dL)	7.2	UA (mg/dL)	6.5
ALB (g/dL)	3.8 L	P (mg/dL)	3.7
UN (mg/dL)	20.5	T-CHO (mg/dL)	158
CRE (mg/dL)	0.81	TG (mg/dL)	65
AST (U/L)	24	HDL-C (mg/dL)	62
ALT (U/L)	17	LDL-C (mg/dL)	73
ALP (U/L)	118	IG-G (mg/dL)	1628
G-GTP (U/L)	34	IG-M (mg/dL)	22 L
T-BIL (mg/dL)	1.32 H	IG-A (mg/dL)	525 H
NA (mmol/L)	139	C3 (mg/dL)	96
K (mmol/L)	4.0	C4 (mg/dL)	20
CL (mmol/L)	103	RF (IU/mL)	2
CA (mg/dL)	9.2	BNP (pg/mL)	14.50
GLU (mg/dL)	92	A1C (NGSP) (%)	5.8
抗核抗体	40 倍	F-T4 (ng/dL)	1.13
C-ANCA	1.0 未満	F-T3 (pg/mL)	2.8
P-ANCA	1.0 未満	TSH (μIU/mL)	2.72
抗 JO-1 抗体 (U/mL)	陰性	KL-6 (U/mL)	852 H
抗 CCP 抗体 (U/mL)	0.6 未満	FERRITIN (ng/mL)	191.5
抗 SS-A 抗体 (U/mL)	1.0 未満	SP-D (ng/mL)	341 H

〈動脈血ガス検査〉(room air)

pH	7.432
$PaCO_2$ (Torr)	38.1
PaO_2 (Torr)	96.4
HCO_3^- (mmol/L)	24.9
$A-aDO_2$	8.7

〈肺機能検査〉

- VC：2.38L
- %VC：61.6%
- FVC：2.25L
- FEV_1：1.84L
- $\%FEV_1$：60.5%
- $FEV_1\%$：81.88%
- %FVC：60.0%
- $\%D_Lco$：38.4%

〈心電図〉
PR85 NSR　一度房室ブロック

〈心エコー〉
EF　62.7%
TR　TRPG：29.5mmHg，RAPs：3 mmHg，RVPs：32.5mmHg
IVC　IVC（i）：5.7mm，IVC（e）：12.6mm，呼吸性変動（＋）

〈胸部X線写真〉（図1）

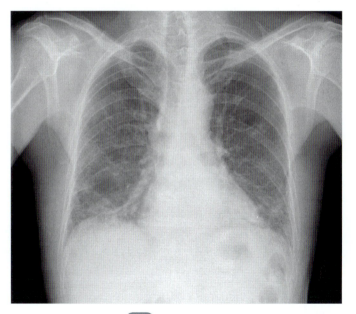

図1　胸部X線写真

胸部X線写真の所見は？

❶ 右浸潤影
❷ 両側すりガラス影
❸ 両側網状影
❹ 左側腫瘤影

II 専モン編

胸部X線写真では，両側下肺野優位にすりガラス影（❷○）～網状影（❸○）を認めます．明らかな蜂巣肺，とまではいえませんが，UIPパターンに似た像です．3ヵ月前（図2）と比較すると，陰影は少し増えてきているようです．

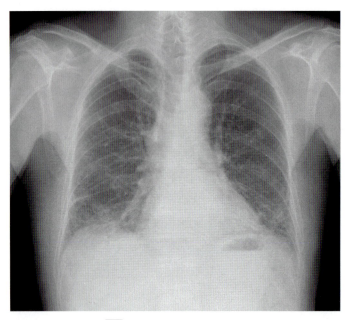

図2　3ヵ月前の胸部X線写真

✓正解　Q3　胸部X線写真の所見は？
- ✕ ❶ 右浸潤影
- ○ ❷ 両側すりガラス影
- ○ ❸ 両側網状影
- ✕ ❹ 左側腫瘤影

胸部X線写真で両側びまん性に陰影があれば，間質性肺炎の診断，さらなる分類のためには，胸部CTも必須でしょう（図3）．

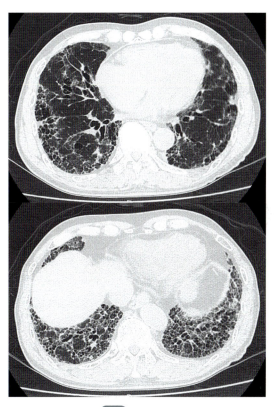

図3　胸部CT

 胸部CTの所見は？

❶ 蜂巣肺
❷ 牽引性気管支拡張
❸ 胸膜直下優位の分布
❹ 肺底部優位の分布

II 専モン編

胸部 CT では，牽引性気管支拡張（❷○）を伴う立派な蜂巣肺（❶○）が，胸膜直下（❸○），肺底部優位（❹○）に認められます．UIP パターンといっていいでしょう．

> ✓正解　Q4　**胸部 CT の所見は？**
> ○ ❶ 蜂巣肺
> ○ ❷ 牽引性気管支拡張
> ○ ❸ 胸膜直下優位の分布
> ○ ❹ 肺底部優位の分布

UIP パターンをもつ間質性肺炎の予後や治療方針などを決めるうえで大切なことは，原因があるものかどうかです．これは検査というよりも病歴を入念に聴取することが大きなウエイトを占めます．

例えば鳥関連抗原が原因の慢性過敏性肺炎であれば抗原回避が大切ですし，薬剤が原因であれば中止しなくてはならないことが多い．膠原病があれば，一般的に特発性よりは予後がよく，ステロイドを試してみようという気になる，などなど，原因があるものかどうかは大切な要素です．原因のあるなしは，病歴をしっかり聴取するとある程度はわかります．

また，膠原病については，病歴上症状がなくても，スクリーニングで自己抗体を測定することでわかることもあります．ですから検査も必要，となります．

> **教訓**　胸部 CT で「間質性肺炎かも」と考えたら，入念な病歴聴取を．

そして，重症度や現在の状態を知るために行う検査としては，

呼吸機能検査（肺機能検査）：特に FVC と D_Lco
動脈血ガス：A-aDO_2
労作時の酸素飽和度低下

が挙げられます．ですから追加で，労作時の酸素飽和度低下を調べる，6分間歩行試験，これをやりました．

6分間歩行試験

	SpO_2（%）	HR（bpm）
安静時	96	97
1分	91	101
2分	89	111
3分	90	112
4分	89	111
5分	89	113
6分	90	114

・移動距離　392m

・修正 Borg スケール
　安静時：呼吸 0，倦怠感 0
　終了時：呼吸 2，倦怠感 0.5

診断は？

❶ 膠原病肺
❷ 過敏性肺炎
❸ 特発性肺線維症
❹ 特発性非特異性間質性肺炎

II 専モン編

HRCT で UIP パターンと判断され，病歴，身体所見から膠原病（❶×）やじん肺，過敏性肺炎（❷×）である可能性は低く，血液検査では自己抗体の有意な上昇がないことから，UIP パターンを持つ間質性肺炎で，原因となるものがない，特発性肺線維症（idiopathic pulmonary：IPF）（❸○）（表1，181頁）と考えられました．

> ✓正解 Q5 診断は？
> × ❶ 膠原病肺
> × ❷ 過敏性肺炎
> ○ ❸ 特発性肺線維症
> × ❹ 特発性非特異性間質性肺炎

現状の評価として，

- 肺機能検査：%VC 61.6％で拘束性障害，FVC 実測値 2.25L　%FVC 60.0％　%$D_L$co 38.4％で拡散障害あり．
- 動脈血ガス検査：室内気，安静時で PaO_2 96.4Torr，A-aDO_2 8.7 と開大なし．
- 6分間歩行試験：歩行負荷にて SpO_2 96％→89％と低下したものの，修正 Borg スケール 2 と息切れ感は著しいものではない．

「安静時 PaO_2 ≧ 80Torr」であり，特発性肺線維症の重症度分類判定表（表2）によって，重症度は I となりますが，特発性肺線維症として指定難病申請を行うことが可能です．将来高額な抗線維化薬を使用することを念頭に置

表2　特発性肺線維症の重症度分類判定表

新重症度分類	安静時動脈血酸素分圧	6分間歩行時 SpO_2
I	80Torr 以上	
II	70Torr 以上 80Torr 未満	90％未満の場合は III にする
III	60Torr 以上 70Torr 未満	90％未満の場合は IV にする（危険な場合は測定不要）
IV	60Torr 未満	測定不要

表1 特発性肺線維症の診断基準

(1)原因の明らかな疾患の鑑別
膠原病や薬剤誘起性など原因の明らかな間質性肺炎や，他のびまん性肺陰影を呈する疾患を除外する．

(2)主要症状，理学所見及び検査所見

1. 主要症状および理学所見として，以下の1を含む2項目以上を満たす場合に陽性とする．
    1. 捻髪音（fine crackles）
    2. 乾性咳嗽
    3. 労作時呼吸困難
    4. ばち指

2. 血清学的検査としては，1～4の1項目以上を満たす場合に陽性とする．
    1. KL-6 上昇
    2. SP-D 上昇
    3. SP-A 上昇
    4. LDH 上昇

3. 呼吸機能1～3の2項目以上を満たす場合に陽性とする．
    1. 拘束性障害（%VC＜80%）
    2. 拡散障害（%D_Lco＜80%）
    3. 低酸素血症（以下のうち1項目以上）
        ・安静時 PaO_2：80Torr 未満
        ・安静時 $AaDO_2$：20Torr 以上
        ・6分間歩行時 SpO_2：90%以下

4. 胸部X線画像所見としては，1を含む2項目以上を満たす場合に陽性とする．
    1. 両側びまん性陰影
    2. 中下肺野，外側優位
    3. 肺野の縮小

5. 病理診断を伴わないIPFの場合は，下記の胸部HRCT画像所見のうち(1)および(2)を必須要件とする．特発性肺線維症以外の特発性間質性肺炎に関しては，その病型により様々な画像所見を呈する．
    1. 胸膜直下の陰影分布
    2. 蜂巣肺
    3. 牽引性気管支炎・細気管支拡張
    4. すりガラス陰影
    5. 浸潤影（コンソリデーション）

(3)以下の1～4の各項は診断上の参考項目あるいは重要性を示す．

1. 気管支肺胞洗浄（BAL）の所見は各疾患毎に異なるので鑑別に有用であり，参考所見として考慮する．特発性肺線維症では正常肺のBAL細胞分画にほぼ等しいことが多く，肺胞マクロファージが主体であるが，好中球，好酸球の増加している症例では予後不良である．リンパ球が20%以上増多している場合は，特発性肺線維症以外の間質性肺炎，または他疾患の可能性を示唆し，治療反応性が期待される．
2. 経気管支肺生検（TBLB）は特発性間質性肺炎を病理組織学的に確定診断する手段ではなく，参考所見ないし鑑別診断（癌，肉芽腫など）において重要な意義がある．
3. 外科的肺生検（胸腔鏡下肺生検，開胸肺生検）は特発性肺線維症以外の特発性間質性肺炎の診断にとって必須であり臨床像，画像所見と総合的に判断することが必要である．
4. これらの診断基準を満たす場合でも，例えば膠原病等，後になって原因が明らかになる場合がある．これらはその時点で特発性肺線維症から除外する．

(4)特発性肺線維症（IPF）

(2)の1～5に関して，下記の条件をみたす確実，およびほぼ確実な症例をIPFと診断する．
1. 確実：(2)の1～5の全項目をみたすもの．あるいは外科的肺生検病理組織診断がUIPであるもの．
2. ほぼ確実：(2)の1～5のうち5を含む3項目以上を満たすもの．
3. 疑い：(2)の5を含む2項目しか満たさないもの．
4. 特発性肺線維症以外の特発性間質性肺炎，または他疾患：(2)の5を満たさないもの．

難病情報センターHPより引用　http://www.nanbyou.or.jp/sikkan/076_i.htm

II 専モン編

くのであれば，指定難病の申請を行っておくことは有用でしょう．

また，在宅酸素療法（Home oxygen therapy：HOT）の保険適用基準（表3）にある『労作時の著しい低酸素』，これは微妙です．ここの判断にはあまり客観的な指標はなく，主治医の主観に任されている面が大きいでしょうから，在宅酸素については症状，経過，患者さんの希望などから導入を決めていくことになるでしょう．

表3 在宅酸素療法の対象患者

- 在宅酸素療法の対象疾患は，高度慢性呼吸不全例，肺高血圧症，慢性心不全及びチアノーゼ型先天性心疾患である．
- 高度慢性呼吸不全例のうち，対象となる患者は在宅酸素療法導入時に動脈血酸素分圧 55mmHg 以下の者及び動脈血酸素分圧 60mmHg 以下で睡眠時または運動負荷時に著しい低酸素血症を来たす者であって医師が在宅酸素療法を必要であると認めた者．
- 慢性心不全患者のうち，医師の診断により，NYHA Ⅲ度以上であると認められ，睡眠時のチェーンストークス呼吸がみられ，無呼吸低呼吸指数が 20 以上であることが睡眠ポリグラフィー上確認されている症例とする．

厚生労働省告示及び関係通知より引用（平成 28 年 4 月現在）
https://medical.teijin-pharma.co.jp/zaitaku/remedy/hot/01/

治療方針は？

1. うがい・手洗いの徹底指導
2. インフルエンザワクチン接種
3. 今すぐステロイド投与
4. 今すぐ在宅酸素療法導入

治療介入としては，間違いなく取り入れるべきものとして急性増悪の予防〔うがい・手洗い（❶○），感冒時の対処，ワクチン接種（❷○）〕，肺癌の定期的スクリーニングなどがありますが，それはわかってるけど，治療「薬」はどうなんだ，という話ですよね．

特発性肺線維症ですから，ステロイド（❸×），免疫抑制薬は使いません．これはいいですね．

では抗線維化薬は？　難しいところですね．その判断は専門医に任せてください，といいたいところですが，1つの目安として，悪化傾向がどの程度か，ということがあります．

それもいろいろな指標がありますが，1つご紹介しておくのはFVCの低下度合い．これは予後予測因子として知られていますし，ニンテダニブの臨床試験でも取り入れられています．これが半年で5〜10％以上低下していると，ちょっとヤバい，なんとか悪化を食い止めたい，抗線維化薬を試してみようか，そういう方針になろうかと思います．

在宅酸素療法については，自覚症状のない現状では，無理やり今すぐ導入，とはならない（❹×）と思いますが，将来かならず必要になるということを繰り返し説明していくことになるでしょう．

Q6 治療方針は？
- ❶ うがい・手洗いの徹底指導
- ❷ インフルエンザワクチン接種
- × ❸ 今すぐステロイド投与
- × ❹ 今すぐ在宅酸素療法導入

▶ 診断名　**特発性肺線維症**

II 専モン編

突っ込まれドコロ！

間質性肺炎の診断，治療は突っ込まれドコロに事欠きません．まずは分類を正しく知っておくこと．原因のあるものについては，病歴を漏れなく聴取すること．そして治療．分類によって治療の選択がいろいろですから，知っておくべきことはたくさんあります．本症例では典型的な思考の流れを学ぶことができますので，復習しておきましょう．

★特発性肺線維症のまとめ

典型的な経過，症状	労作時呼吸困難，乾性咳嗽が多いが，健診発見もある．
診察，検査所見	・呼気時の fine crackles ・LDH ・KL-6 上昇 ・胸部 X 線・CT で両側下肺野・肺底部優位の網状影・蜂巣肺
治療	ステロイドは使わない，対症療法中心となる．

Ⅱ 専モン編

Case 20

60歳代男性
数ヵ月前からの労作時呼吸困難

こちらも呼吸器内科病棟で比較的よく遭遇する病態かもしれません．病歴や身体診察，検査所見を組み合わせて病態を解き明かす過程を学んでください．

病歴

〈主訴〉
労作時の呼吸困難

〈現病歴〉
30年ほど前から2型糖尿病があり，長期間放置されていたが，数年前から近医糖尿病内科に通院していた．
数ヵ月ほど前から労作時呼吸困難があり，近医で在宅酸素療法（HOT）導入（nasal 2L/min）となった．その後も労作時呼吸困難が悪化し，当科紹介受診された．

〈既往歴〉
30歳代〜　2型糖尿病
2年前　心筋梗塞（PCI），白内障手術

〈内服薬〉
シムビコート®（ブデソニド・ホルモテロールフマル酸塩水和物吸入剤）
　1日2回　2吸入
スピリーバ®（チオトロピウム臭化物水和物）　1日1回　1吸入
バイアスピリン®（アスピリン）　100mg　1錠
アマリール®（グリメピリド）　0.5mg　1錠
エクア®（ビルダグリプチン）　50mg　2錠
メチコバール®（メコバラミン）　500μg　2錠
キネダック®（エパルレスタット）　2錠
エフィエント®（プラスグレル酸塩酸）　3.75mg
パリエット®（ラベプラゾールナトリウム）　10mg

185

II 専モン編

リピトール®（アトルバスタチンカルシウム水和物）　1錠

〈家族歴〉
祖父：胃癌
母：胃癌，脳梗塞

〈生活歴〉
飲酒歴：ビール350mL 1本/日程度
喫煙歴：20〜40本/日×40年，50歳代以降禁煙
健康食品：特になし
職業：自営業
粉塵曝露：なし
住居：築50年，木造
鳥類曝露：飼育なし，羽毛布団・ダウンジャケット使用なし，鶏糞の使用歴あり

〈アレルギー〉
特記事項なし
花粉症なし，喘息なし

まず確認すべきこと（気になること）は？

❶ 労作時呼吸困難の発症様式
❷ 労作時呼吸困難・低酸素の程度
❸ 糖尿病のコントロール状態
❹ 他の症状があるか

まず気になるのは，当然労作時呼吸困難や低酸素の状態（❶❷○）でしょう．原因疾患は何か，低酸素は本当にHOTが必要な程度なのか，労作時呼吸困難が悪化した，その程度，悪化のスピードなど，気になる点が満載ですね．

そして糖尿病のコントロール状態（❸○）．心筋梗塞を発症しているわけですから，そこそこ血管系に不具合が生じていそうです．メチコバール®，キネダック®と，神経症の薬も使われていますし，合併症の評価も必要でしょう．

労作時呼吸困難・低酸素の原因疾患としては種々の疾患が想定されますが，糖尿病の存在，心筋梗塞の既往から，合併症として心不全の有無を確認しておく必要はあるでしょう．

病歴ではもちろん他の症状の有無（❹○）も確認しておく必要があります．

✓正解　Q1　まず確認すべきこと（気になること）は？
- ❶ 労作時呼吸困難の発症様式
- ❷ 労作時呼吸困難・低酸素の程度
- ❸ 糖尿病のコントロール状態
- ❹ 他の症状があるか

診察記録

〈入院時バイタルサイン〉
血圧：105/68 mmHg
脈拍：68 / 分
体温：36.1 ℃
呼吸数：28 / 分
SpO_2：90%（安静時, nasal 2L/min）
※体動にて容易に 70% 台まで低下

〈頭部〉
眼瞼結膜：蒼白（−）
眼球結膜：黄染（−）
右眼球結膜：出血点（＋）

〈頚部〉
頚部リンパ節：腫脹（−）
胸鎖乳突筋：肥大は明らかにはなし
起坐位にて頚静脈怒張（−）

〈胸部〉
両側下肺野優位に fine crackles

〈心音〉
整，明らかな雑音（−），
やや II 音亢進

〈腹部〉
平坦軟，肝脾腫触知（−），
蠕動音正常

〈四肢〉
浮腫（−），右足背に紫斑＋右下肢静脈瘤あり，
ばち指（＋），指先のチアノーゼ（＋）

〈その他〉
皮疹（−），爪血管床発達（−），
関節痛（−），朝のこわばり（−），
レイノー現象（−）

ここまでで，呼吸困難・低酸素の原因疾患は何が考えられますか？

❶ 心不全
❷ COPD
❸ 間質性肺炎
❹ 肺血栓塞栓症
❺ その他

ここまで，というのは病歴と身体所見ですね．

心不全に関しては，病歴からはアリ（糖尿病，心筋梗塞の既往）ですが身体所見上は，頻脈，不整脈なく，頸静脈，心音/呼吸音などにも目立った所見がないことから，強く疑われる感じではありません（❶△）．完全に否定するわけではありませんが．

COPDですと胸鎖乳突筋肥大など頸部の所見や，呼吸音の減弱，心尖拍動部の移動や濁音界の低下などが見られるものですが，それもなし（❷△）．

両側下肺野優位にfine cracklesを聴取したことより，間質性肺炎の存在が考えられ，ばち指の存在もそれを裏付けるものです（❸○）．

なお，慢性の肺血栓塞栓症を身体所見から否定するというのは困難ですが，fine cracklesが聴取されていますから，少なくとも間質性肺炎よりは可能性が少なそうです（❹△）が，合併はあるかもしれません．

皮疹なし，爪血管床発達なし，関節痛なし，朝のこわばりなし，レイノー現象なし，というのは，間質性肺炎に関連して，膠原病のスクリーニングをしている，と思って頂ければ（❺△）．

Case 20 60歳代男性

> **Q2** ここまでで，呼吸困難・低酸素の原因疾患は何が考えられますか？
> △ ❶ 心不全
> △ ❷ COPD
> ○ ❸ 間質性肺炎
> △ ❹ 肺血栓塞栓症
> △ ❺ その他

そして糖尿病のコントロール状態ですが，前医での評価が入院時には届いておらず，現段階では詳細不明としておきます．少なくとも，眼底の評価（網膜症），尿検査・腎機能検査（腎症），神経症の評価を早い段階でしておく必要があるでしょう．

入院時検査所見

〈血液検査〉

WBC (1000)	9.6 H	eGFR	59.2	
SEG/NEUT (%)	74.5 H	UA (mg/dL)	6.5	
HB (g/dL)	16.5	P (mg/dL)	2.6	
PLTS (1000)	221	AMY (U/L)	69	
CRP (mg/dL)	0.45 H	CPK (U/L)	70	
TP (g/dL)	7.7	PT-INR	1.15	
ALB (g/dL)	4.0	APTT (秒)	33.2	
UN (mg/dL)	22.3 H	D ダイマー (μg/mL)	1.4 H	
CRE (mg/dL)	0.99	FIBG (mg/dL)	368	
AST (U/L)	22	抗核抗体 (倍)	40 未満	
ALT (U/L)	16	RF (IU/mL)	3	
LDH (U/L)	358 H	C-ANCA (U/mL)	1.0 未満	
ALP (U/L)	257	P-ANCA (U/mL)	1.0 未満	
G-GTP (U/L)	39	抗 JO-1 抗体	(−)	
T-BIL (mg/dL)	0.58	抗 ARS 抗体 (U/mL)	5.0 未満	
NA (mmol/L)	142	抗 CCP 抗体 (U/mL)	0.6 未満	
K (mmol/L)	4.4	抗 SS-A 抗体 (U/mL)	1.0 未満	
CL (mmol/L)	105	SP-D (ng/mL)	363 H	
CA (mg/dL)	9.4	KL-6 (U/mL)	1682 H	
GLU (mg/dL)	241 H	A1C (NGSP) (%)	7.1 H	

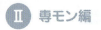

〈動脈血液ガス〉安静時，nasal 2L/min
pH：7.469　H
$PaCO_2$（Torr）：31.1　L
PaO_2（Torr）：52.4　L
HCO_3^-（mmol/L）：22.3
BE（mmol/L）0.1

〈胸部X線写真〉（図1）

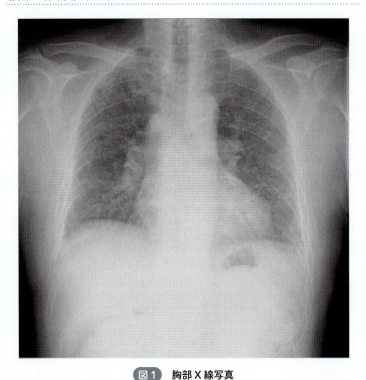

図1　胸部X線写真

Q3 胸部X線写真の所見は？

Q4 検査結果までふまえて，現段階での鑑別診断は？？

Q3 胸部X線写真の所見は？
両側，胸膜側・下肺野優位の網状影＋すりガラス影，両側肺動脈影の径拡大あり

血液検査で SP-D（肺サーファクタントプロテインD），KL-6 高値，そして両側，胸膜側・下肺野優位の網状影＋すりガラス影ですから，間質性肺炎の存在を想起することは容易です（○）．間質性肺炎とすると，さらなる問題は，予後と治療を左右する分類の問題，まずは「特発性か，原因のあるものか」．

年齢・性別からも，他の症状からも，膠原病を示唆するものはありませんし，スクリーニング的に取られた自己抗体では陰性ばかりです．そして間質性肺炎を惹起する薬剤の服用，吸入物質もないようです．とすると特発性か……．

 Q4 検査結果までふまえて，現段階での鑑別診断は？？
間質性肺炎など

特発性としたら，HRCT によるパターン分類．そうです，HRCT（図2）が必要ですね．

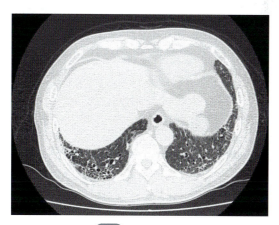

図2　胸部 HRCT

Q5 HRCTの所見は？

❶ 浸潤影
❷ 結節影
❸ 網状影
❹ 蜂巣肺

1つのスライスだけではなかなか判別が難しいかもしれませんが，末梢気管支の拡大（牽引性気管支拡張像），胸膜直下・肺底部優位に網状影（❸○）と，周囲にわずかなすりガラス影，両側肺底部中心に一部蜂巣肺形成（❹○）もあるかと考えます（図3）．UIPパターンといっていいかなと思います．とすると診断としては特発性肺線維症（IPF）の可能性が高そうです．

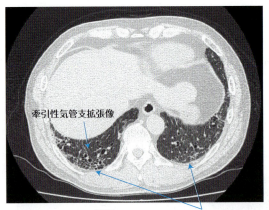

図3 胸部 HRCT　胸膜直下・肺底部に網状影・蜂巣肺

 正解　Q5　HRCTの所見は？

× ❶ 浸潤影
× ❷ 結節影
○ ❸ 網状影
○ ❹ 蜂巣肺

あと，評価しておくべきは現状の重症度．患者さんの自覚症状や予後につながるものとして，肺機能，酸素化，労作時の低酸素といった項目が挙げられ

ます．

これらの項目は IPF の重症度分類や GAP index にも使われています．血ガスは先に見ましたから，肺機能検査や 6 分間歩行試験を見たいですね．

ここで GAP index（表 1）について，ご紹介しておきましょう．

表 1 GAP index

G		女性	0
		男性	1
A		60 歳未満	0
		61〜65 歳	1
		66 歳以上	2
P	%FVC	75%を超える	0
		50〜75%	1
		50%未満	2
	%$D_L$co	55%を超える	0
		36〜55%	1
		35%以下	2
		測定不能	3

合計得点	Stage	1 年死亡率	2 年死亡率	3 年死亡率
0〜3 点	Stage Ⅰ	5.6%	10.9%	16.3%
4〜5 点	Stage Ⅱ	16.2%	29.9%	42.1%
6〜8 点	Stage Ⅲ	39.2%	62.1%	76.8%

GAP とは G（Gender：性別）A（Age：年齢）P（Physiology：生理学的指標）の頭文字で，これらの組み合わせで予後予測になる，という報告があるのです．

☞ Ley B, et al. A multidimensional index and staging system for idiopathic pulmonary fibrosis. Ann Intern Med. 2012;156:684-691.

II 専モン編

この論文の後にもいくつか論文が出ております．間質性肺炎の分類を勘案したスコアリングもありますが，要するに何となく皆さん思っていた「男性で高齢で，肺機能が悪い患者さんの予後が悪そう」を数値化したものです．

どちらかというと臨床の現場で普及している，というよりは，疫学研究であったり，薬剤の開発（効果の評価）であったりに使われているような印象があります……．

で，本症例の肺機能検査ですが……．

肺機能検査

VC：2.61 L
%VC：65 %
FVC：2.74 L
%FVC：70.1 %
　（半年前の %FVC 77.8 %）
FEV_1：2.50 L
FEV_1%：91.23 %
%FEV_1：111.7 %
D_{Lco}：5.01 mL/min/mmHg
%D_{Lco}：24.3 %

6 分間歩行は room air で既に低酸素があったため施行されませんでした．

肺機能検査の評価は？
❶ 拘束性障害
❷ 閉塞性障害
❸ 混合性障害
❹ 拡散障害

肺機能検査では，%VC が 65％ と，それほど拘束性障害（❶○）が強くはありませんが，それに比して %D_{Lco} が 24.3％ とかなり低い．それに安静時でも既に PaO_2 < 60Torr と結構な低酸素です．

なんか，肺活量の割に，拡散障害（❹○）が強く，低酸素が過ぎませんでしょうか？？　患者さんを何例か診たことがあれば，違和感があるような

……．%VC が 65％の IPF，というだけでは，それほど（少なくとも安静時には）低酸素にはならないと思われます．

そこで思い出して頂きたいのが，胸部 X 線写真における「両側肺動脈影の径拡大あり」所見です．気づかれていましたか？ 今まであえてスルーしてきましたが，これは肺高血圧の所見なのです．肺高血圧が合併するとしたら，この拡散障害〜低酸素も納得ですね．

 Q6 肺機能検査の評価は？
- ○ ❶ 拘束性障害
- × ❷ 閉塞性障害
- × ❸ 混合性障害
- ○ ❹ 拡散障害

そこで，さらに心エコーを施行．右心負荷所見を認めたため，換気血流シンチグラムを施行．換気，血流ともに欠損域なし〜慢性血栓閉塞性肺高血圧症を否定して，右心カテーテルにて肺高血圧症の確認，評価を行いました．

右心カテーテル検査
mPAP：35 mmHg，PCWP：7 mmHg

Q7 最終的な診断は？
❶ IPF
❷ IPF 以外の特発性間質性肺炎
❸ IPF に合併した COPD
❹ IPF に合併した肺高血圧症

II 専モン編

まずは低酸素をみたときには，判明している病態で説明可能なのかどうか，評価する必要があります．わかっている病態だとこれほど低酸素にならないのではないか，となると，それ以外に低酸素になる理由（換気血流ミスマッチ，シャント，拡散障害と肺胞低換気）のどれかが存在しないか，考えてみる必要があります．本症例では IPF の診断だけで低酸素が説明しにくい（❶×），というわけです．

> **教訓** 1 つの診断に至ったところで，診断思考を止めてしまわない．

呼吸器疾患によく合併するものとして，**肺高血圧症**と**肺血栓塞栓症**が知られています．これらは主にミスマッチによって低酸素を来たしますが，肺高血圧の原因として，肺疾患および / または低酸素血症による肺高血圧，というジャンルがあるくらいですから，合併例は少なくありません．特に，COPD に線維化が合併した **CPFE（combined pulmonary fibrosis and emphysema：気腫合併肺線維症）** で肺高血圧は多いとされています．本症例では CT で明らかな気腫も見られず，閉塞性障害もないので COPD の合併（❸×）を示唆するものはありません．

また，**膠原病関連**の肺高血圧症も肺高血圧の 1 ジャンルであり，膠原病合併間質性肺炎と肺高血圧症の合併？もしばしばみられますが，本症例では膠原病の要素はみられません．

それから，ADL 低下やステロイドの使用，癌の合併など，呼吸器疾患では血栓のリスクも高まることがありますので，こちらも注意が必要です．

肺高血圧の診断・治療にはガイドラインがあり，それほど悩まずともフローチャート通りに行けばきちんと診断，治療を考えることができるのですが，これがちょいちょい（おそらく薬が出るたびに？）変わるので，新しいものを知っておかなくてはいけません．

2017年12月現在ではこちらになるかと思います．

☞ Galiè N, et al. 2015 ESC/ERS Guidelines for the diagnosis and treatment of pulmonary hypertension: The Joint Task Force for the Diagnosis and Treatment of Pulmonary Hypertension of the European Society of Cardiology (ESC) and the European Respiratory Society (ERS): Endorsed by: Association for European Paediatric and Congenital Cardiology (AEPC), International Society for Heart and Lung Transplantation (ISHLT). Eur Heart J. 2016;37:67-119.

診断フローチャートをかいつまんで記しますと，まずPHを疑ったら経胸壁心エコーを行います．そこで三尖弁逆流速度や右心負荷所見を評価し，PHが疑わしいとなったらPHの原因として頻度の高い左心系疾患や肺疾患の評価を行います．

それらがない，関与が少ない，となりますと，次は慢性血栓閉塞性肺高血圧症（chronic thromboembolic pulmonary hypertension：CTEPH）の有無を確認するために換気血流シンチグラフィや造影CTを施行します．その後診断確定，および分類のために右心カテーテル検査で肺動脈圧，肺動脈楔入圧や肺血管抵抗などを測定していきます．

で，平均肺動脈圧（mPAP）≧25mmHg，かつ肺動脈楔入圧（PCWP）≦15mmHgであれば肺動脈性肺高血圧症（pulmonary arterial hypertension：PAH）と診断，ということになります．本症例ではmPAP 35mmHg，PCWP 7mmHgであり，PAHと診断しました（❹○）．

✓正解 Q7　最終的な診断は？
- ✗ ❶ IPF
- ✗ ❷ IPF以外の特発性間質性肺炎
- ✗ ❸ IPFに合併したCOPD
- ○ ❹ IPFに合併した肺高血圧症

Ⅱ 専モン編

Q8 治療薬はどうしますか？

1. ステロイド
2. ステロイド＋免疫抑制薬
3. 抗線維化薬
4. 抗線維化薬＋血管拡張薬

本症例ではIPFに合併したPH，ということで，抗線維化薬であるニンテダニブ（❸○）を導入し経過，治療効果を確認するとともに，PHに対して今後経過を見て血管拡張薬（❹○）を考慮することになりました．いずれも薬価が高く副作用のこともあり，効果がなければダラダラと継続すべきではありませんので，きちんと効果を確認すること必要です．

また，間質性肺炎と肺高血圧症があることから，その基礎疾患としての膠原病が今後発症してこないかどうかも，注意深く観察する必要があるでしょう．

✓正解 Q8 治療薬はどうしますか？

× ❶ ステロイド
× ❷ ステロイド＋免疫抑制薬
○ ❸ 抗線維化薬
○ ❹ 抗線維化薬＋血管拡張薬

▶ 診断名　特発性肺線維症に合併した肺高血圧症

突っ込まれドコロ！

特発性肺線維症やCOPDでは合併症，併存症が多く，1つの診断で安心していると，「肺機能は？」「血ガスは？」「心エコーやった？」と多方面から突っこみが入ります．何でもかんでも検査をしておけばいい，というものではありませんが，他の疾患が合併している徴候がないか，確認しておきたいものです．

Ⅱ 専モン編

Case 21

80歳代男性
急性発症の呼吸困難

こちらも入院担当であれば，しばしば見かける病態だと思います．1つ1つの手順を着実にこなせるようになりましょう．

病歴

〈主訴〉
発熱，呼吸困難，全身倦怠感

〈現病歴〉
以前より近医通院中，多数服薬中であった．
本日昼頃より呼吸困難，全身倦怠感を自覚し始め，体温を測ったところ37.5℃であった．明らかな sick contact なし，上気道症状なし，悪寒軽度，戦慄なし．自宅で様子を見ていたが，体温 40℃まで上昇し，呼吸困難，倦怠感が増強するため，21時過ぎに家人にて救急要請．
救急隊接触時 SpO_2 55 %（room air）と著明な低酸素を認めた．
21時28分に当院救急到着時，SpO_2 92 %（シンプルマスク O_2 5L/分），RR 32回/分，精査加療目的に当科即日入院となった．

〈既往歴〉
50歳　後縦靱帯骨化症
60歳　胆嚢炎
73歳　大動脈瘤手術
74歳　腰部脊柱管狭窄症手術
他に発症時期不明の CKD あり

〈内服薬〉
ラシックス®（フロセミド）　40 mg　0.5 錠
フェブリク®（フェブキソスタット）　20 mg　0.5 錠
ジャヌビア®（シタグリプチンリン酸塩水和物）　50 mg
タケプロン OD®（ランソプラゾール）　15 mg　1 錠

II 専モン編

リリカ®（プレガバリン）	75 mg　2 カプセル
クラリシッド®（クラリスロマイシン）	200 mg　2 錠
プロマック®（ポラプレジンク）	75 mg　2 錠
クレストール®（ロスバスタチンカルシウム）	2.5 mg　1 錠
デパス®（エチゾラム）	0.25 mg　1 錠
オパルモン®（リマプロストアルファデクス）	5 μg　3 錠

他に吸入薬も処方されていたとのこと（持参なし）

〈家族歴〉
肺疾患の家族歴なし

〈生活歴〉
飲酒歴：機会飲酒
喫煙歴：40 本／日（20 〜 60 歳，60 歳以降禁煙）
職業：元運転手
海外旅行歴：なし
温泉歴：なし
粉塵曝露：特記なし
家族構成：息子夫婦，孫と 5 人暮らし
住居：築 38 年，木造，カビ・埃なし
鳥類曝露：特記なし（羽毛布団使用／ダウンジャケットなし，鶏糞使用なし）
その他：要介護 2，杖歩行，bADL 自立（本人談）

〈アレルギー〉
特記事項なし

確認したいことは？

1. 近医での診療内容
2. 近医での診断，検査結果
3. 過去の胸部画像
4. これまでに同様な episode があったか

比較的急速に高熱，呼吸困難，倦怠感が出現し，低酸素血症も著しいので，急

性に発症する呼吸器疾患，循環器疾患などが想定されます．確認したいことはやはり既存の「多薬服薬中（ポリファーマシー）」の疾患について，もう少し詳細な情報が（❶❷○）欲しいですね．呼吸器疾患なのか心疾患なのか，両方あるのか，これまでの症状経過，繰り返しや増悪があったのか（❹○），過去のX線写真（❸○）なんかも手に入れば確認したいところです．

> ✓正解　Q1　確認したいことは？
> 　　　　　○ ❶ 近医での診療内容
> 　　　　　○ ❷ 近医での診断，検査結果
> 　　　　　○ ❸ 過去の胸部画像
> 　　　　　○ ❹ これまでに同様な episode があったか

クラリシッド® が処方されているあたり，慢性呼吸器疾患があったようにも思われますね．で，近医に問い合わせて，以前のX線写真（図1）が参照できました．

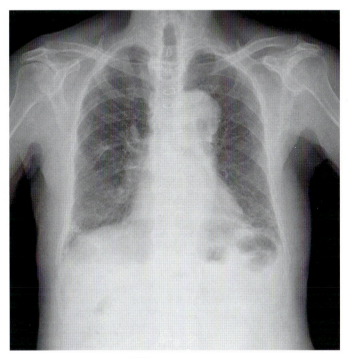

図1　胸部X線写真

II 専モン編

肺野が汚い……ですね．やはり基礎に肺疾患はありそう．それと大動脈瘤術後であり，心機能の問題も考えておく必要があるでしょう．

診察記録

〈バイタルサイン〉
血圧：129/63 mmHg
脈拍：118 / 分
体温：39.1 ℃
呼吸数：32 / 分
SpO_2：92％（シンプルマスク　O_2 5L/ 分）　体動で 80％ 前後まで低下
JCS：I -0
診察時 mMRC：3　普段も 3 程度
上気道症状（ー）
喀痰（ー）
咳嗽（ー）

〈頭部〉
眼瞼結膜：蒼白（ー）
眼球結膜：黄染（ー）

〈頸部〉
頸部リンパ節：腫脹（ー）
坐位にて頸静脈怒張は明らかにはなし

〈口腔〉
咽頭：明らかな発赤（ー）

〈胸部〉
両側吸気時に fine crackles（＋）

〈心音〉
整，明らかな心雑音（ー）

〈腹部〉
軽度膨隆，平坦軟，蠕動音正常，圧痛点（ー）

〈四肢〉
上下肢：浮腫（−）
右下腿外傷後瘢痕　熱感（−），発赤（−），疼痛（−）
両下肢径左右差（−），下腿把握痛（−）
膠原病を示唆する明らかな皮膚所見（−）

〈その他〉
朝のこわばり（−），関節痛（−），明らかな筋力低下（−）

次のステップとして，検査は何をしますか？

❶ 胸部CT
❷ 動脈血ガス分析
❸ 肺機能検査
❹ 喀痰グラム染色

状況としては，基礎にある肺疾患の増悪や，心疾患の増悪，合併などが想定されます．とすると感染の関与も考えなくてはなりません．あてになるかどうかはわかりませんが，一般的な血液検査に加えて胸部CT（❶○）は必要でしょう．酸素化の状況によって，酸素流量を上げる必要がありますが，重喫煙歴あり，COPDがあるとCO_2ナルコーシスの危険性もありますから，動脈血ガス（❷○）もすぐに確認したいですね．そのうえで酸素投与量の検討です．

肺炎の可能性が高いとなりましたら喀痰グラム染色（❹○）はほしいところですし，血培も採る必要がある．尿中抗原，周囲の流行があればインフルエンザ抗原も確認しましょう．検査結果を逐次確認しながら，やるべきことを考えていきます．本症例では，以前のデータが入手できましたので，異常値を適宜比較していますが，急性期に肺機能検査はちょっと無理があります（❸×）．過去に施行されていれば，参照する努力は惜しみませんが……．

II 専モン編

 Q2 次のステップとして，検査は何をしますか？
- ◯ ❶ 胸部 CT
- ◯ ❷ 動脈血ガス分析
- ✕ ❸ 肺機能検査
- ◯ ❹ 喀痰グラム染色

入院時検査所見

〈血液検査〉

WBC (1000)	7.6	NA (mmol/L)	137	L
HB (g/dL)	12.2 L	K (mmol/L)	4.0	
PLTS (1000)	151	CL (mmol/L)	103	
CRP (mg/dL)	3.53 H	CA (mg/dL)	8.2	L
（直近2年程度は基準値以下）		GLU (mg/dL)	140	H
TP (g/dL)	6.7	FIBG (mg/dL)	500	H
ALB (g/dL)	3.4 L	PT-INR	1.16	
UN (mg/dL)	20.5	APTTP (秒)	31.5	
CRE (mg/dL)	1.52 H	Dダイマー (μg/mL)	4.9	H
（直近1年では横ばい）		CHE (U/L)	209	L
AST (U/L)	16	eGFR	34.1	
ALT (U/L)	14	P (mg/dL)	1.7	L
LDH (U/L)	227	CPK (U/L)	161	
ALP (U/L)	410 H	BNP (pg/mL)	212.44	H
G-GTP (U/L)	30	（直近2年程度は70～90程度で推移）		
T-BIL (mg/dL)	0.94			

〈動脈血液ガス〉マスク4L

pH₂：7.481
PaO₂ (Torr)：59.5
PaCO₂ (Torr)：30.4
SaO₂ (Torr)：90.9
BE (mmol/L)：−0.6

〈感染症迅速検査〉

インフルエンザ A/B：(−)
肺炎球菌尿中抗原：(−)
レジオネラⅠ尿中抗原：(−)

〈心電図〉

111 / 分　sinus rhythm

QRS：92 ms

V1 rSR'

→不完全右脚ブロック　2015 年 5 月には認めず

〈心エコー〉

Dd/Ds：47/26　EF：70%

TRPG：33 で肺高血圧なし

IVC：10 前後で虚脱

弁にはいずれも明らかな異常無し

〈胸部 X 線写真〉（図 2）

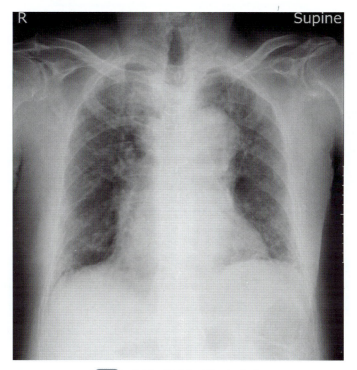

図 2　胸部 X 線写真（ポータブル）

〈胸部CT〉（図3）

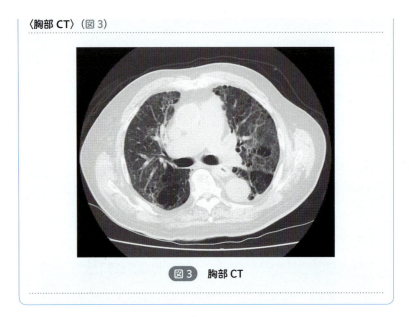

図3　胸部CT

Q3 胸部X線写真，CTの所見は？

❶ なんか汚い
❷ 蜂巣肺がある
❸ 嚢胞・気腫がありそう
❹ すりガラス影がありそう

胸部X線写真は，今回ポータブルですからなかなか評価困難です．なんか汚い（❶○）と言えばそうですが，広範囲の浸潤影なんかはなさそうです……．元々の写真をみると，嚢胞性変化もありそう（❸○）ですし，線維化っぽい網状影もありそう．ただ蜂巣肺まではなさそう（❷×）です．重喫煙者でもあり，CPFE（COPD＋線維化：気腫合併肺線維症）みたいなモノかもしれません．

……やっぱりCTがほしいところですが，入院時のCT所見も正直微妙ですから，以前のCTと比較したいところです．全力で以前のものを探しましょう（図4）．

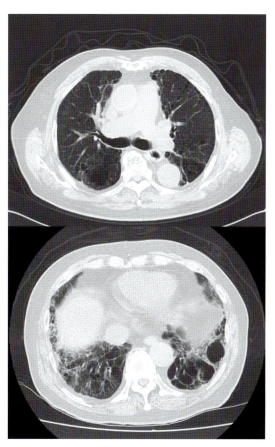

図4 以前のCT

ということで，見つけました．これが近医から入手した以前のCTです．うん，やはり，下葉中心に大きめの囊胞＋周囲の濃度上昇あり，CPFEのような感じですね．

教訓 以前のデータは全力で探すべし．

で，以前と今回のCTを同一スライス（図4上）で比較すると…両側すりガラス影が出現（❹○）しています．診察所見や心エコーで心臓の問題は否定

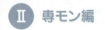

的，ということで，感染を契機としたCOPDないし肺線維症の急性増悪and/or肺炎，と考えて治療します．

> ✓正解 Q3 胸部X線写真，CTの所見は？
> ○ ❶ なんか汚い
> × ❷ 蜂巣肺がある
> ○ ❸ 嚢胞・気腫がありそう
> ○ ❹ すりガラス影がありそう

同日よりCTRX（セフトリアキソン），ステロイドパルスを開始し，開始翌日には解熱，呼吸状態の改善がみられました．3日間パルスの後，PSL（プレドニゾロン）1mg/kg（60mg）内服治療に切り替え．以降も経過良好でしたので，CTRXは1週間で終了し，PSLは30mgまで1週間ごとに減量としました．

なおその後，以前施行されていた肺機能検査も入手できました．前医ではCOPDとの診断でLAMA/LABA（長時間作用型コリン薬と長時間作動型β_2刺激薬の合剤）吸入を使われていて，肺機能は若干改善していました．

病歴

〈肺機能検査〉

	LAMA/LABA開始時	約8ヵ月後
VC	2.19	2.36
%VC	76.3%	82.7%
FVC	2.13	2.31
%FVC	74.4%	80.8%
FEV_1	1.42	1.81
%FEV_1	110.4%	111.5%
FEV_1%	66.51%	78.24%
D_{LCO}：	6.49	
%D_{LCO}：	58.3%	
D_{LCO}/VA：	2.28	

CPFEは肺機能上，拘束性障害，閉塞性障害いずれも起こりうる病態です．縮む病態（肺線維症）と伸びる病態（COPD）．で，なんか打ち消し合って？意外にどちらも悪くない，ということはよく経験されます．しかし肺胞は破壊されているので拡散障害が起こり，労作時に低酸素血症となりやすいことも知られています．

Q4 今後治療で気をつけることは？

❶ 増悪の予防
❷ 酸素をどうするか
❸ 他疾患・病態の管理
❹ ステロイドその他薬剤の副作用

慢性の肺疾患を診ていくうえで，問題になるのは下記のようなところでしょう．

①酸素をどうするか（❷○）
②ステロイドその他薬剤の副作用（❹○），止めどき
③増悪の予防（❶○）
④他疾患・病態の管理（❸○）

酸素化の状態については room air で SpO₂ 93％程度で，労作時には80％台に低下しますが，自覚症状に乏しく，ご本人，家人が在宅酸素療法導入を強く拒否されています．これはしばしばあることですが，折角導入しても吸入して頂けないということでは困りますので，よく納得頂けるよう説明，話し合いが必要でしょう．

ステロイドを長期間使用するときにはいろいろな副作用や合併症に注意する必要があります．大量⇒長期間使用すると

- 易感染性
- 耐糖能異常〜糖尿病
- 消化性潰瘍
- 骨粗鬆症
- 中心性肥満〜高脂血症・高血圧
- 副腎機能低下・副腎不全
- 筋力が低下・ミオパチー
- ステロイド精神病

など，いろいろと心配です．予防的にあらかじめ ST 合剤（スルファメトキサゾール・トリメトプリム），PPI（プロトンポンプ阻害薬）やビスホスホネートなどを使われることが多いと思いますが，血糖やコレステロールなど，モニタリングして異常があれば対処，ということもあるでしょう．

本症例でもパルス後，食後血糖値の増加を認めたため，入院中はノボリンR®（インスリンヒト（遺伝子組換え））でのスケール打ちを行い，退院決定後以下の内服に切り替えました．また，家族含め退院前に栄養指導を受けて頂きました．

　　シュアポスト®（レパグリニド）（3.0）分3，毎食直前
　　ボグリボース（0.6）分3，毎食直前

また経過中，ステロイドの影響と考えられる口腔カンジダを確認したため，フルコナゾール（100mg/日）を使用し改善しました．

さらに経過中，血小板減少が見られました．副作用の頻度も鑑みて，ステロイド投与後開始したバクタ®（スルファメトキサゾール・トリメトプリム）による可能性を考え，バクタ®を中止したところ血小板は速やかに回復しました．その後はバクタを3回/週で再開し，以降血小板値は保たれています．

> **✓正解** **Q4** 今後治療で気をつけることは？
> ○ ❶ 増悪の予防
> ○ ❷ 酸素をどうするか
> ○ ❸ 他疾患・病態の管理
> ○ ❹ ステロイドその他薬剤の副作用

▶診断名　気腫合併肺線維症の急性増悪

突っ込まれドコロ！

こういう，気腫合併肺線維症は結構多いのですが，気腫（肺が減る＝黒くなる，肺が伸びる）と線維化（線維が増える＝白くなる，肺が縮む）が合併することで，一見胸部X線写真上ハッキリしない変化が起こったり，肺機能上，拘束性障害にも閉塞性障害にもならなかったりして，見過ごされていることが多いのではないかと思います．

気腫，線維化，各々の病態を理解していないと突っ込みに対処できませんので注意しましょう．

Ⅱ 専モン編

Case 22

60歳代女性
前日からの咳嗽と発熱

こちらも呼吸器内科病棟ではちょくちょく見かける病態かもしれません．病歴と画像がミソです．

病歴

〈主訴〉
発熱，食事摂取困難

〈現病歴〉
半年前に他院より紹介され，リウマチに合併した間質性肺炎との診断でPSL（プレドニゾロン）15mg + CyA（シクロスポリン）150mg 内服で加療を行われていた．低酸素血症を認めたため，在宅酸素療法（HOT）導入を検討されていた．前日夜間より咳嗽と 38℃の発熱を認め，次第に症状増悪し，食事摂取困難になったため，本日当科受診し，room air で SpO_2 75％と低酸素血症を認めたため即日入院となった．

〈既往歴〉
中学生時：虫垂炎→手術
20年前：右半月板損傷→手術（他病院）
5年前：左大腿骨頭置換術→手術（他病院）

〈家族歴〉
父：胃癌
母：クモ膜下出血
兄：食道癌

〈生活歴〉
飲酒歴：経験なし
喫煙歴：経験なし

〈アレルギー〉
特記事項なし

〈バイタルサイン〉
血圧：106/67 mmHg
脈拍：122 / 分
体温：38.1℃
呼吸数：44 / 分
SpO₂：75％（room air）
意識清明

〈頭・頸部〉
眼瞼結膜：貧血（－）
眼球結膜：黄染（－）
頸静脈：怒張（－）

〈胸部〉
両背側下肺野で fine crackles（＋），
coarse crackles（＋＋＋）

〈心音〉
整，雑音（－）

〈腹部〉
平坦軟，腸蠕動音正常

〈四肢〉
下腿：浮腫（－）

〈その他〉
貧血（－），炎症反応上昇（＋），肝機能障害（－），腎機能障害（＋）

〈血液検査〉

WBC（1000）	20.7 H	LDH（U/L）	288 H
RBC（1000000）	3.94	ALP（U/L）	153
HB（g/dL）	12.1	G-GTP（U/L）	48 H
HT（％）	35.7 L	T-BIL（mg/dL）	1.12
PLTS（1000）	255	NA（mmol/L）	129 L
CRP（mg/dL）	7.75 HH	K（mmol/L）	4.2
TP（g/dL）	7.6	CL（mmol/L）	95 L
ALB（g/dL）	3.5 L	CA（mg/dL）	8.8
UN（mg/dL）	20.2	CHE（U/L）	225
CRE（mg/dL）	1.22 H	eGFR	35.0
AST（U/L）	20	P（mg/dL）	3.2
ALT（U/L）	16	CPK（U/L）	60

貧血なし，炎症反応上昇あり，肝機能障害なし，腎機能障害あり，でした．入院時の胸部X線写真（図1）はこんな感じです．

Ⅱ 専モン編

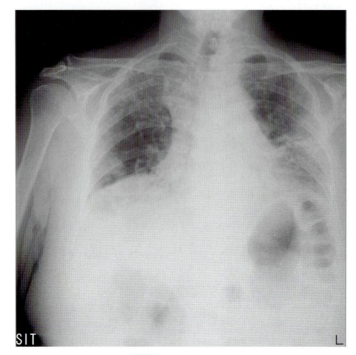

図1 胸部X線写真

 初期治療はどうしますか？？

❶ 利尿薬投与
❷ 抗菌薬投与
❸ β₂刺激薬投与
❹ 全身ステロイド投与

基礎に間質性肺炎があり，呼吸状態の増悪を認めたということで，まずは間質性肺炎急性増悪の可能性を考えます．両背側下肺野で fine crackles と coarse crackles を聴取し，胸部 X 線写真では両側にすりガラス〜浸潤影が見られ，肺の収縮をうかがわせる両側の横隔膜挙上と気管の弯曲が見られます．

各種所見を勘案してもやはり急性増悪（＋感染合併）が考えられ，**ステロイドパルス療法（❹○）**〔mPSL（メチルプレドニゾロン）1g × 3〕と**抗菌薬投与（❷○）**を行いました．心不全や喘息を考える症候は見られず，**利尿薬（❶×）**や**β₂刺激薬（❸×）**は投与していません．

> ✓正解 **Q1** 初期治療はどうしますか？？
> × ❶ 利尿薬投与
> ○ ❷ 抗菌薬投与
> × ❸ β₂刺激薬投与
> ○ ❹ 全身ステロイド投与

さてここまで，前置きです（長かった……）．ここからが本題．

そんな加療中の患者さん，ステロイド治療で軽快傾向にありました．ステロイドも漸減を始めていましたが，乾性咳嗽はずっと認めていました．メジコン®（デキストロメトルファン臭化水素酸塩水和物）の内服で経過観察していましたが……．

第25病日未明，突然に全身倦怠感と呼吸困難を自覚しナースコールされました．

> **Q2** さて，何事が起こったのでしょうか．鑑別診断を挙げましょう．
> ❶ 気胸
> ❷ 肺炎悪化
> ❸ 肺血栓塞栓症
> ❹ 悪性関節リウマチ

Ⅱ 専モン編

慢性に経過する間質性肺炎，急性増悪でステロイド加療中に突然生じた全身倦怠感と呼吸困難です．どのようなものが考えられるでしょうか．

まずは突然発症，というキーワードから，詰まった，捻れた，破れた，裂けた疾患，これらを想定して……それから基礎疾患に合併するもの，それからステロイド，臥床などの状況に伴って生じるものを考えます．したがって，ありそうな順番としては，

- 気胸（❶○），縦隔気腫
- 肺血栓塞栓症（❸○）
- ACS，大動脈解離
- 急性増悪，感染症（❷△）

あたりが考えられます．

教訓 突然発症（詰まった，捻れた，破れた，裂けた）は，緊急事態．

✓正解 Q2 さて，何事が起こったのでしょうか．鑑別診断を挙げましょう．
- ○ ❶ 気胸
- △ ❷ 肺炎悪化
- ○ ❸ 肺血栓塞栓症
- × ❹ 悪性関節リウマチ

急いで身体診察を行い，検査をオーダー……．ですが，各々の疾患について，あるべき身体所見にはどのようなものがあるでしょうか．で，さしあたり，どの検査をオーダーすべきでしょうか．

あるべき身体所見，まず気胸，縦隔気腫では……

視診では胸郭の片側性〜両側にわたる膨隆，胸郭運動の低下
触診では皮下気腫，声音振盪の減弱
打診可能であれば片側性の鼓音
聴診可能であれば片側性呼吸音低下，Hamman 徴候

それ以外の疾患では，循環系の頸静脈怒張や心不全徴候など，感染症では発熱，crackles などはサッとチェックすべきでしょう．やるべき検査としては，

気胸，縦隔気腫：胸部 X 線写真など
肺血栓塞栓症：D ダイマー，心・下肢エコー，造影 CT など
急性増悪，感染症：血液検査，血液培養，胸部 CT など
ACS，大動脈解離：心電図，心エコー，筋原性酵素など

あたりでしょう．

本症例では著明な皮下気腫（皮膚の膨隆，握雪感）を認め，胸部 X 線写真（図 2）でこんな感じでした……．

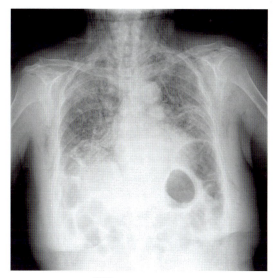

図2　胸部 X 線写真

II 専モン編

Q3 何が起こりましたか?
① 気胸
② 肺炎悪化
③ 縦隔気腫
④ 間質性肺炎急性増悪

胸部 X 線写真では著明な皮下気腫,縦隔気腫を認めます.皮下なのか縦隔なのか,一見区別は困難ですが,大きな構造物の周囲に入って線状に存在する空気は縦隔気腫(❸○)かと思われます.

胸部 CT(図 3)を見ると,皮下にも縦隔にも空気が存在することがよくわかります.

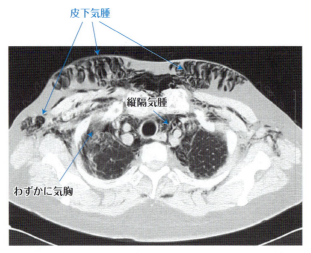

図3 胸部 CT

CT でわずかに気胸(❶△)が見られますが,ドレナージの必要はないと判断し,酸素投与,安静とし,激しい咳に対してコデインを説明の上投与した結果,咳は軽減し,徐々に皮下気腫,縦隔気腫は改善,第 38 病日にはほぼ消失し,その後退院となりました.

Q3 何が起こりましたか？

- △ ❶ 気胸
- × ❷ 肺炎悪化
- ○ ❸ 縦隔気腫
- × ❹ 間質性肺炎急性増悪

▶ 診断名　**縦隔気腫**

突っ込まれドコロ！

発症様式は診断を考えるうえで大切な情報です．ここを疎かにして検査結果ばかりに目を奪われているとすぐに突っ込まれるでしょう．特に突然発症する疾患は詰まった，捻れた，破れた，裂けた，と緊急性の高いものが多いので，鑑別診断を素早く想起できるようにしておきたいものです．

Ⅱ 専モン編

Case 23

40歳代女性
2ヵ月前からの発熱，下肢の腫脹

こちらも病歴がものをいう疾患です．やはり病歴って大事ですね〜．特徴的すぎる病歴はこれまた突っ込みドコロが多いので，準備しておかなくてはなりません．

病歴

〈主訴〉
発熱，下肢の腫脹

〈現病歴〉
2ヵ月前に一過性に38℃台の発熱と下肢の腫れがあり，某総合病院を受診されたが，ステロイド点滴加療にて帰宅された．喘息発作をくり返すようになっていたこともあり，翌日同呼吸器内科を受診されたが，血液検査・胸部Xpにて異常は指摘されなかった．
5日前より胃痛，吐き気，微熱あり，某総合病院を受診され，そのときも特に異常なく，ネキシウム®（エソメプラゾールマグネシウム水和物）・ムコスタ®（レバミピド）・ミヤBM®（酪酸菌）を処方され，帰宅された．その後も37.5℃程度の微熱と下肢関節痛が継続したため一昨日某医院を受診．そのときの血液検査で異常所見を認め，また胸部Xpにても異常を認め，当科紹介受診となった．

〈既往歴〉
7年前　肺炎
それ以降　喘息・副鼻腔炎・アレルギー性鼻炎が発症している

〈家族歴〉
父：心筋梗塞
姉：アレルギー性鼻炎，副鼻腔炎（手術歴あり）

〈生活歴〉
飲酒歴：なし
喫煙歴：10本/日（20〜32歳，現在は禁煙）
職業：事務職
家族構成：5人で生活（祖母，夫，子供2人）

〈アレルギー〉
食物：なし
薬剤：なし

Q1 一連の病歴が1つの疾患で起こっているとしたら（オッカムの剃刀），鑑別診断は何でしょうか？

※オッカムの剃刀☞041頁

ピンとくる方はここでピンとくるでしょう．「ああ，アレじゃないの？」と．わからなければ，もう少し所見を集めましょう．

診察所見

〈バイタルサイン〉
血圧：107/64 mmHg
体温：36.6℃
呼吸数：88/分
SpO_2：96%（room air）

身長：155.6 cm
体重：43.7 kg
BMI：18.05

〈頭部〉
眼瞼結膜：貧血（−）
眼球結膜：黄染（−）

〈口腔〉
口腔内：発赤（−），腫脹（−）
顔面圧痛・叩打痛（−）

〈頸部〉
頸部・腋窩リンパ節：腫脹（−）
甲状腺：腫大（−）

〈胸部〉
肺音清・左右差（−）
強制呼気時にwheezes

〈心音〉
整，雑音（−）

〈腹部〉
平坦軟，圧痛（−），腸蠕動音正常

〈四肢〉
下肢の腫脹は軽減しているとのことで明らかではない
下腿浮腫（−）・把握痛（−）
膝窩・足背動脈触知良好
四肢末梢に運動障害（−）・感覚障害（−）
全身に明らかな紫斑（−）

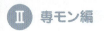

II 専モン編

明らかな異常所見としては，wheezes くらいですかね．これは，喘息があった，ということから「ああ，喘息の発作なのね」で済まされるかもしれません．もったいを付けずに，今回紹介の理由となった検査所見を見ましょうか．

入院時検査所見

〈血液検査〉

WBC (1000)	26.0 H	K (mmol/L)	4.0
NEUT (%)	14.0 L	CL (mmol/L)	106
EOSIN (%)	74.0 H	CA (mg/dL)	8.4 L
BASO (%)	0	GLU (mg/dL)	87
MONO (%)	2.5	赤沈30mi (mm)	5.2
LYMPH (%)	9.5 L	赤沈1hr (mm)	31.4 H
RBC (1000000)	4.69	赤沈2hr (mm)	45.4
HB (g/dL)	13.8	CHE (U/L)	262
HT (%)	39.7	D-BIL (mg/dL)	0.12
PLTS (1000)	335	eGFR	109.5
MCV (fL)	85	UA (mg/dL)	2.9
MCH (pg)	29.4	P (mg/dL)	3.8
MCHC (%)	34.8	CPK (U/L)	111
CRP (mg/dL)	0.97 H	IG-G (mg/dL)	1436
TP (g/dL)	7.0	IG-M (mg/dL)	283 H
ALB (g/dL)	3.6 L	IG-A (mg/dL)	324
UN (mg/dL)	7.5 L	C3 (mg/dL)	101
CRE (mg/dL)	0.48	C4 (mg/dL)	13
AST (U/L)	15	HBA1C (%)	4.9
ALT (U/L)	7	A1C (NGSP) (%)	5.3
LDH (U/L)	442 H	CEA (ng/mL)	14.0 H
ALP (U/L)	439 H	IGE (IU/mL)	1227.6 H
G-GTP (U/L)	13	ABO 型	B
T-BIL (mg/dL)	0.66	Rh (D) 型	+
NA (mmol/L)	140	β-Dグルカン (pg/mL)	0.0

Case 23　40歳代女性

〈胸部X線写真〉（図1）

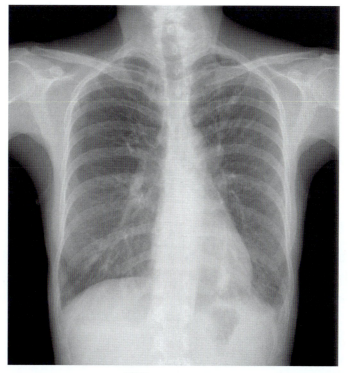

図1　胸部X線写真

〈胸部CT〉（図2）

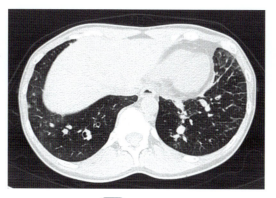

図2　胸部CT

II 専モン編

> **Q2** 一体どの検査異常が「疾患特異的に異常」なのでしょうか？
> ❶ 白血球数
> ❷ 好酸球数
> ❸ LDH
> ❹ IgE

✓ 正解 　一体どの検査異常が「疾患特異的に異常」なのでしょうか？
× ❶ 白血球数
○ ❷ 好酸球数
× ❸ LDH
× ❹ IgE

血液検査の結果，末梢血好酸球（❷○）の著増がありました．寄生虫感染や薬剤アレルギーといった，好酸球増多の原因が確認できないということで，以下の鑑別が考えられました．

①好酸球性多発血管炎性肉芽腫症（EGPA）
②アレルギー性気管支肺アスペルギルス症（ABPA）
③特発性好酸球増多症
④好酸球性白血病

胸部X線写真の所見は，左下肺野，心陰影の影に太めの，索状影とでもいうべき線が見えます．右の下肺野もちょっと肺紋理が多い，というか，線状影が見えますね．索状影とすると気管支拡張を連想しますが，聴診上はwheezesのみでcracklesなどは聴取しませんでした．

胸部CTでは両側中葉〜下葉にかけて粘液栓と思われる陰影，小粒状陰影が散見され，胸部X線写真における索状影の要因であると考えられる気管支拡張像も見られました．

画像所見からは①②が疑わしい．

加えて，気管支喘息・好酸球性肺炎の既往があって，好酸球増多に伴って発熱，下肢腫脹や疼痛といった「炎症症状」が出現してきた，という病歴からは①好酸球性多発血管炎性肉芽腫症（表1，226頁）がそれっぽいですね．

> **教訓** 既存の喘息が環境の変化なく悪化してきたときには，EGPAやABPA発症を疑う．

本症例では主要臨床所見，臨床経過から上記基準を満たしますが，紫斑・多発単神経炎などの血管炎を疑う症状はなく，生検による血管炎の確認はしておりません．ANCAも陰性でした．

②の診断目的で，血液検査でアスペルギルス沈降抗体を測定しましたが陰性．気管支鏡を施行しましたが，生検で得られた検体からは好酸球浸潤はあるものの，真菌は確認できませんでした．

③④は念のため施行した骨髄穿刺にて，疑う所見を認めませんでした．

ということで，臨床的にEGPAを考え，PSL（プレドニゾロン）にて治療開始としました．内服開始後ほどなくして倦怠感・下肢痛改善あり，効果は速やかにみられています．

▶ **診断名** **好酸球性多発血管炎性肉芽腫症疑い，ただし血管炎症状に乏しい**

表1　EGPAの厚生労働省診断基準

〈診断基準〉
Definite, Probable を対象とする.

1. 主要臨床所見

(1) 気管支喘息あるいはアレルギー性鼻炎
(2) 好酸球増加
(3) 血管炎による症状：発熱（38℃以上，2週間以上），体重減少（6か月以内に6kg以上），多発性単神経炎，消化管出血，多関節痛（炎），筋肉痛（筋力低下），紫斑のいずれか1つ以上

2. 臨床経過の特徴

主要臨床所見(1), (2)が先行し，(3)が発症する.

3. 主要組織所見

(1) 周囲組織に著明な好酸球浸潤を伴う細小血管の肉芽腫性又はフィブリノイド壊死性血管炎の存在
(2) 血管外肉芽腫の存在

4. 診断のカテゴリー

(1) Definite
　(a) 1. 主要臨床所見3項目を満たし，3. 主要組織所見の1項目を満たす場合
　(b) 1. 主要臨床所見3項目を満たし，2. 臨床経過の特徴を示した場合
(2) Probable
　(a) 1. 主要臨床所見1項目及び3. 主要組織所見の1項目を満たす場合
　(b) 1. 主要臨床所見を3項目満たすが，2. 臨床経過の特徴を示さない場合

5. 参考となる所見

(1) 白血球増加（≧1万/μL）
(2) 血小板増加（≧40万/μL）
(3) 血清IgE増加（≧600 U/mL）
(4) MPO-ANCA陽性
(5) リウマトイド因子陽性
(6) 肺浸潤陰影

難病情報センターHPより引用
http://www.nanbyou.or.jp/entry/3878

突っ込まれドコロ❗

EGPAは喘息・アレルギー性鼻炎からの血管炎症状，GPA（多発血管炎性肉芽腫症，旧ウェゲナー肉芽腫症）はE（眼・耳・上気道）⇒L（肺）⇒K（腎臓）の順に症状が発現．この2つの血管炎は特徴的な病歴を呈することが多く，診断基準に記載が見られるほど．病歴が鑑別の手がかりとなるこの特徴は突っ込まれやすいので，必ず覚えておくこと！

カンファレンスでは とりあえず何か言って！ 4

とりあえずの「右か左か両側か」

さて，カンファレンスでは「とりあえず何か言って！」．胸部X線写真を供覧したときのコツ？について．

バーンと写真を見せられて，頭が真っ白になってしまう経験，若いうちにはあるかもしれません．「これかな？」と思っていても，自信がない，ということもあるでしょう．だからといって無言では，カンファレンスが進まないし，上級医も，どうしていいのか困ってしまいます．

そこでオススメは，**とりあえず，「右か左か両側か」**を言うのです．右がなんか変だ，ということがわかっても，これがコンソリデーションなのか，浸潤影なのか，結節影なのか，腫瘤影と表現すべきなのか，そこがわからない，自信がない，ということはしばしばあることです．実際，胸部CTを見ないと確たることが言えない，ということも少なくありません．でもそこで黙ってしまわずに，とりあえず「異常の場所はわかっていますよ」「これが異常とわかっていますよ」と言うことを教えて欲しいのです．

発言としては「右の中肺野に……」まででいいのです．場所さえ示すことができれば，「そうそう，ここに高吸収域があるよね」みたいに，あとは勝手に上級医が語ってくれます．

カンファレンスでは，ともかくわかることをどんどんしゃべってもらうと場が盛り上がるわけで，画像については，ともかく場所を指摘することが大事．「何もわからない」のと，「これが異常であることはわかる」のとでは雲泥の差なのです．

最悪，何もわからなくたって，イチかバチか，「右か左か両側か」を言う，というのもアリ！？

確率は3分の1ですから，当たるかもしれない（！）し，正解でなくても，「ああ，そこではないですね，ここですよ，ちょっと難しいかな？」みたいに，上級医の発言を引き出すことができる．とにかく「何か言う」のに最適，こんな風に便利に使えるフレーズが，「右か，左か，両側か」なのです．覚えておいて損はなし．

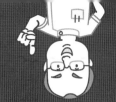

III マニアモン題編

Case 24

Ⅲ マニアモン題編

70歳代女性
乳癌再発，化学療法中の発熱咳嗽

マニアモン題編では，「診断が難しい」「経過が込み入っている」，そんな症例を取り上げます．

病歴

〈主訴〉
発熱，咳嗽

〈現病歴〉
20年前乳癌に対し乳房切除術を施行された．10年前に再発し，内分泌療法や経口抗癌剤で治療されていた．
このたびCTで多発骨転移，多発肝転移を指摘された．胸椎転移による背部痛に対し，放射線治療＋内分泌療法（アナストロゾール）を施行した．その後化学療法としてアバスチン®（ベバシズマブ）＋パクリタキセルを開始．1サイクル目終了翌日（day29）に39℃台の発熱，咳嗽が出現した（第1病日）．
そこで1〜2日目にLVFX（レボフロキサシン）内服，3〜6日目にTAZ/PIPC（タゾバクタム／ピペラシリン）4.5g×3点滴投与したが症状，炎症反応の改善なく，CTで肺に異常陰影を認めたため，6日目に当科紹介受診．

〈既往歴〉
42歳　左乳癌（papillo-tubular carcinoma）→乳房切除術
44歳　胆石症→腹腔鏡下胆嚢摘出術
52歳　両側卵巣嚢胞→腹腔鏡下右卵巣切除＋左卵管卵巣切除

〈家族歴〉
父：不整脈

〈生活歴〉
飲酒歴：ビール350mL缶　1本/日
喫煙歴：20歳代の数年間　5本/日

Case 24　70歳代女性

職業：主婦
粉塵曝露：なし
アスベスト暴露：なし

〈アレルギー〉
ハウスダスト，花粉症など

Q1 乳癌化学療法中に生じた発熱，咳，胸部異常影．まず考えたいものは？

❶ 免疫低下状態でもあり肺結核を考える
❷ 免疫低下状態でもあり肺真菌症を考える
❸ 免疫低下状態でもあり急性肺炎を考える
❹ 抗癌剤の副作用として薬剤性肺障害を考える

Q2 LVFX，TAZ/PIPC の効果がみられないという経過から何を考えますか？

❶ 肺結核
❷ 肺真菌症
❸ 薬剤性肺障害
❹ 転移性肺腫瘍

　癌化学療法中に生じた発熱，咳，胸部異常影を呈した症例です．免疫低下が想定される状態でもあり感染症の可能性をまず考えたいところですが，比較的急性の発症であり，急性（細菌性）肺炎（Q1 ❸○）＞＞経過の比較的ゆっくりな肺結核（Q1 ❶×）ということになるでしょう．真菌症は経過が様々ですが，一般抗菌薬が無効である点からは可能性もあり（Q1 ❷△→ Q2 ❷○），その時点における免疫状態（好中球数など）を把握しておく必要はあります．

III マニアモン題編

もちろん抗癌剤の副作用としての薬剤性肺障害も想定する必要があります（Q1 ❹ Q2 ❸○）．転移性肺腫瘍そのものは急性に症状が発現することは少ないものの，無気肺や閉塞性肺炎を起こしていれば経過は合致する（Q2 ❹○）というわけで，身体所見・検査結果を早く確認したいですね．ご覧に入れましょう．

✓正解 Q1 乳癌化学療法中に生じた発熱，咳，胸部異常影．まず考えたいものは？

- ✗ ❶ 免疫低下状態でもあり肺結核を考える
- △ ❷ 免疫低下状態でもあり肺真菌症を考える
- ○ ❸ 免疫低下状態でもあり急性肺炎を考える
- ○ ❹ 抗癌剤の副作用として薬剤性肺障害を考える

✓正解 Q2 LVFX，TAZ/PIPC の効果がみられないという経過から何を考えますか？

- ✗ ❶ 肺結核
- ○ ❷ 肺真菌症
- ○ ❸ 薬剤性肺障害
- ○ ❹ 転移性肺腫瘍

診察記録・検査結果

〈バイタルサイン〉

血圧：107/72 mmHg
脈拍：107 / 分
体温：36.7℃
呼吸数：16 / 分
SpO_2：95%（酸素経鼻 3L/ 分）

身長：161 cm
体重：53 kg
BMI：20.4

〈頭部〉

眼瞼結膜：貧血（−）
眼球結膜：黄染（−）

〈口腔〉
咽頭軽度，舌に白苔あり

〈頚部〉
頚部リンパ節：腫脹（−）
甲状腺：腫大（−）

〈胸部〉
右上呼吸音減弱

〈心音〉
整

〈腹部〉
平坦軟，蠕動音亢進・減弱なし

〈四肢〉
下腿浮腫（−），両側足背動脈触知可

〈血液検査〉

WBC (1000)	17.2 H	ALP (U/L)	254	
SEG/NEUT (%)	97.4 H	G-GTP (U/L)	23	
HB (g/dL)	12.0	T-BIL (mg/dL)	0.52	
HT (%)	36.1	NA (mmol/L)	135 L	
PLTS (1000)	328	K (mmol/L)	4.4	
CRP (mg/dL)	4.51 H	CL (mmol/L)	101	
TP (g/dL)	5.4 L	GLU (mg/dL)	179 H	
ALB (g/dL)	2.5 L	CHE (U/L)	200 L	
UN (mg/dL)	12.3	LAP (U/L)	53	
CRE (mg/dL)	0.35 L	IG-G (mg/dL)	579 L	
AST (U/L)	17	IG-M (mg/dL)	145	
ALT (U/L)	20	IG-A (mg/dL)	138	
LDH (U/L)	262 H	A1C (NGSP) (%)	6.3 H	

LVFX 投与開始 3 日目の胸部 X 線写真（図 1）は…

マニアモン題編

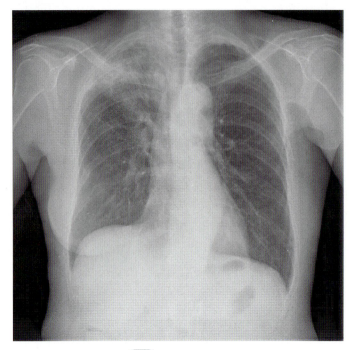

図1 胸部X線写真

> **診察・検査所見の解釈は？**
> ❶ 右上葉の肺炎
> ❷ 右胸水
> ❸ 右下肺野のすりガラス影
> ❹ 多発肺転移

診察所見では O₂ 吸入を要する低酸素血症と右上の呼吸音減弱があり，炎症所見も見られます．

胸部 X 線写真では，右上にコンソリデーションがみられますので，検査結果から素直に考えると右上の肺炎（❶○）ということになります．原因が細菌かどうかはともかくとして．

234

右肋横角は鋭（ⓐ）で，積極的に胸水を示唆する所見とは取れず（❷×），結節が多発しているとも言いがたい（❹×）．右下肺野は濃度が高く見えますが，乳房外縁（線ⓑ）をまたぐと微妙に元の濃度に戻っていそうで，これは乳房の濃度かと考えました（❸×）．左乳房が乳癌のために全摘されていることから左右の濃度差が生じているものと考えます（図2）．

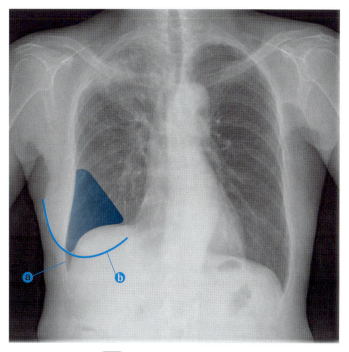

図2　胸部X線写真（入院時）

✓正解　Q3　診察・検査所見の解釈は？
○ ❶ 右上葉の肺炎
× ❷ 右胸水
× ❸ 右下肺野のすりガラス影
× ❹ 多発肺転移

LVFX投与3日目で効果なく，撮影した胸部X線写真で上記の所見であったところから，主治医はまず細菌性肺炎（LVFX無効例）と考え，抗菌薬を広域のTAZ/PIPCに変更されています．その3日後，治療効果なく発熱は持続

III マニアモン題編

し，胸部画像（図3）はこんな風になりました．

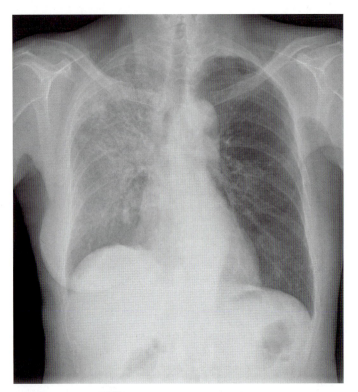

図3　胸部X線写真（第4病日）

 Q4　あれれ……何が起こったのでしょう？
1. 肺胞出血
2. 肺炎の悪化
3. 間質性肺障害
4. 癌性リンパ管症

胸部X線写真では，右肺に元々あったコンソリデーションに加え，全体的に淡い濃度上昇（すりガラス影）が生じています．可能性としては上に挙げたいずれもあり得るでしょうが，肺胞出血だったら血痰の有無を確認したいと

ころです．ハッキリした血痰は見られていないので（❶△），肺炎の悪化は可能性としてはある（❷○）でしょうが，それほど免疫抑制ではない状況で，TAZ/PIPCでも効果がない病原体，というのは少しどうかな？というところで，薬剤などによる間質性肺障害（❸◎），癌性リンパ管症（❹○）がまず想定されました．

 Q4 あれれ……何が起こったのでしょう？
- △ ❶ 肺胞出血
- ○ ❷ 肺炎の悪化
- ◎ ❸ 間質性肺障害
- ○ ❹ 癌性リンパ管症

上記の鑑別のために胸部CT（図4）を撮影されました（第5病日）．

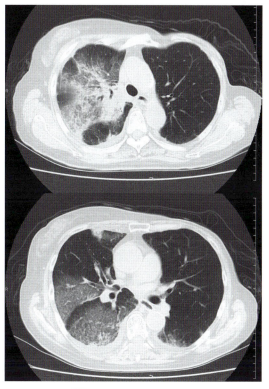

図4 胸部CT（第5病日）

やはりすりガラス影主体と言えるでしょう．可能であれば気管支鏡検査をすれば診断のための情報が増えるのですが，このときは施行できませんでした．CT 所見から薬剤性や放射線による間質性肺炎＞リンパ管症が疑われ，ステロイドパルス＋後療法〔PSL（プレドニゾロン）50mg/ 日〜〕を行いましたが，症状は若干軽快したものの，酸素化，炎症所見に改善なく，胸部 X 線写真，CT 所見は増悪しました．増悪後が以下の通りです（図 5）．

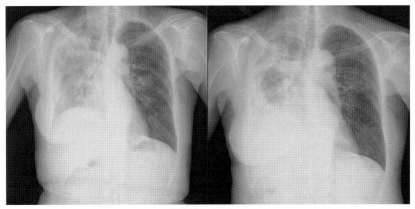

第 14 病日　　　　　　　　　第 20 病日

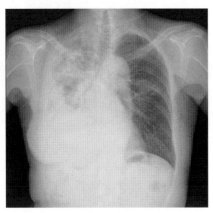

第 29 病日

図 5　胸部 X 線写真

Case 24　70歳代女性

Q5 所見の変化は？

1. 右胸水出現
2. 空洞病変形成
3. 右肺の容積減少
4. 左肺に陰影出現

この間，ステロイドパルスを繰り返し，抗菌薬も広域・多量に使用していたにも関わらず，胸水の出現（❶○，ⓐ），容積減少（❸○）に加えて空洞が形成されている（❷○，ⓑ）ように見えます．また，左肺にも陰影が出現している（❹○，ⓒ）ように見えます（図6）．

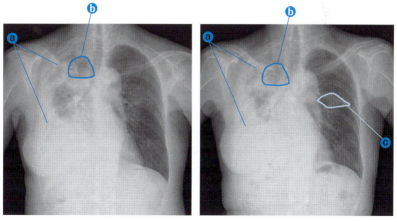

第20病日　　　　　　　　第29病日

図6　胸部X線写真

 Q5 所見の変化は？
- ❶ 右胸水出現
- ❷ 空洞病変形成
- ❸ 右肺の容積減少
- ❹ 左肺に陰影出現

胸部CTで確認しましょう．第5病日に撮られたものとほぼ同じスライスです．右上葉に空洞陰影（ⓓ）とコンソリデーション（ⓔ），それにすりガラス

239

影（ f ），それから胸水（ g ）が見られます．中葉，下葉ではすりガラス影（ f ）と胸水（ g ）があり，胸部 X 線写真同様の所見です（図 7）．

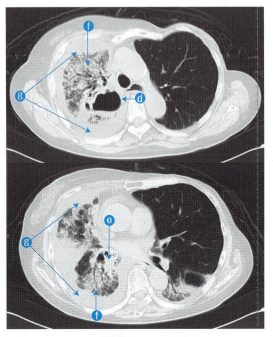

図7 胸部 CT

> **Q6** この時点での鑑別診断は？
> ❶ 真菌症
> ❷ 肺膿瘍
> ❸ 抗酸菌症
> ❹ 薬剤性肺障害
> ❺ 多発血管炎性肉芽腫症

鑑別の難しい場面だと思います．ステロイド，抗菌薬と投薬されていての陰影悪化ですから．鑑別をどれかに絞っての治療は患者さんの状態を考えると難しく，いろいろ可能性のあるものをドバーッと使わざるを得ない，という

ことでした．

薬剤性 and/or 放射線による間質性肺炎でステロイド反応性が悪い（❹○），感染症で一般抗菌薬が届かない，というところが想定されますが，感染とすると空洞形成，というキーワードからは真菌（アスペルギルス）（❶○），抗酸菌（❸○），肺膿瘍（❷○）などが鑑別に挙がるでしょう．しかし多発血管炎性肉芽腫症（granulomatosis with polyangiitis：GPA）は，「空洞」というキーワードからの連想かもしれませんが，病歴からはいささか唐突で，積極的に疑う根拠はないでしょう（❺×）．

アスペルギルスが侵襲性に来るぞ，というほど，好中球が極端に少ないという感じでもありませんが，ステロイド大量使用中でもあり，否定できるものではなさそうです．

✓正解　Q6　この時点での鑑別診断は？
○ ❶ 真菌症
○ ❷ 肺膿瘍
○ ❸ 抗酸菌症
○ ❹ 薬剤性肺障害
× ❺ 多発血管炎性肉芽腫症

第 23 病日に当科に転科となりまして，TAZ/PIPC，L-AMB（アムホテリシン B リポソーム）開始し，ステロイドはあまり効果なしということもあり減量しました．原因菌検索のため気管支鏡検査を行ったところ，声帯〜気管に白苔，右上葉枝に膿性白色痰を認めました．

洗浄液細菌検査から緑膿菌（＋），カンジダ（＋）を得ました．緑膿菌の感受性は TAZ/PIPC の MIC = 8 で S，MEPM（メロペネム）の MIC ≦ 0.25 で S でした．MIC を直接比較はできませんが，CT で肺炎像，胸水の増悪を認めていたので TAZ/PIPC → MEPM 1g × 3 に変更したところ，すぐに解熱し，炎症反応低下傾向．胸部画像も改善傾向となりました．

III マニアモン題編

Q7 気管支鏡で検出された菌の意味は？
❶ 抗酸菌症は否定的
❷ カンジダ肺炎合併
❸ 緑膿菌感染症であった
❹ やっぱり間質性肺炎であろう

抗酸菌について，陰影のあるところでしっかり洗浄したにも関わらず検出されていないのであれば，ひとまずは考えなくてもいいのではないかと思います（❶○）．

カンジダ肺炎というもの自体，そもそも滅多にない病態（❷×）です．喀痰であれば口腔内などの常在カンジダのコンタミがあるあるですが，今回気管支鏡でも声帯〜気管の白苔部を通過しているわけで，そこで混入した可能性が高いと思います．

TAZ/PIPC → MEPM に変更して軽快していることからは，間質性肺炎ではなく（❹×）緑膿菌感染が主たる病態であったように思われます（❸○）．

それ以外の可能性としては，真菌（特に培養の難しいムーコルなど）もあるのでしょうが，発症の状況（好中球がそれほど減っていない）と，L-AMB 使用2週間程度で軽快してしまっているのが，ちょっと効き過ぎ感があるかなあ，と考えます．

✓正解 Q7 気管支鏡で検出された菌の意味は？
○ ❶ 抗酸菌症は否定的
× ❷ カンジダ肺炎合併
○ ❸ 緑膿菌感染症であった
× ❹ やっぱり間質性肺炎であろう

そういうわけで，当初は画像から間質性肺炎の可能性も考えられましたが，結果的には緑膿菌感染で説明可能な病態であったかと思われます．やはり，

早期から気管支鏡など，病変部に直接アプローチしないと，なかなか難しいなと感じた一例でした．

教訓 最後に「モノを言う」のは，やっぱり検体．

▶ 診断名　**乳癌治療中に発症した，間質性肺炎との鑑別が困難であったが結果的に細菌性と考えられた肺炎**

突っ込まれドコロ！

たぶん研修医の先生が突っ込まれやすいのが，「なぜ，あの検体をとっておかなかったのか？」．検査じゃないですよ．検体．検査っていうのは，感度，特異度問題があるんですが，検体は，陽性だったら，まあ信頼性が高いじゃないですか．

よくいろいろな施設で呼吸器内科医が，「感染症のことは何でもわかる」「感染症治療に関する意思決定力に長けている」と思われがちですが，それは決して能力が優れているからではなく（イヤ優れているケースももちろん多々あるわけですが…汗），**より多くの検体を集める努力を惜しまない**から，なんですね．検体なくして意思決定なんてできませんがな．

Ⅲ マニアモン題編

Case 25

50歳代男性
健診発見異常影+急性の発熱，咳・痰，呼吸困難

 こちらのマニアモン題は，比較的レアな疾患の治療経過中に起こった出来事の解釈を問うものですが，レアであってもやるべきことの「型」「作法」は同じ．基本に忠実に参りましょう．

病歴

〈主訴〉
発熱，喀痰，呼吸困難

〈現病歴〉
3ヵ月前の健診にて，胸部X線写真上，異常影を指摘されていた．胸部CTなどで縦隔リンパ節腫脹を認め，近く精査予定であった．1週間前より，38℃台の発熱，喀痰，咳嗽，呼吸困難を自覚していた．呼吸困難が悪化してきたため前医（透析かかりつけ）から当院紹介受診となる．

〈既往歴〉
30歳代　肺結核，ネフローゼ症候群，慢性腎不全
40歳代　透析導入
5年前　大腿骨頭壊死

〈家族歴〉
特記事項なし

〈生活歴〉
飲酒歴：缶ビール1本/日
喫煙歴：10本/日（20歳から7〜8年間，以降禁煙）

〈アレルギー〉
特記事項なし

〈バイタルサイン〉
血圧：135/68 mmHg
脈拍：107 / 分
体温：37.6℃
SpO₂：93%（酸素経鼻 2L/ 分）

〈胸部〉
呼吸音：清

〈腹部〉
平坦軟，圧痛（－），腸蠕動音亢進（－）

〈四肢〉
浮腫（－）

Q1 現時点での鑑別診断，まずはどう考えますか？

❶ 肺癌＋肺炎
❷ 縦隔結核＋肺結核
❸ サルコイドーシス
❹ 他のリンパ増殖性疾患

縦隔リンパ節腫脹があって精査予定，という状況で，1週間前からの発熱（38℃台），喀痰，咳嗽，呼吸困難．普通に考えると，リンパ節が腫れる疾患，代表は肺癌でしょうが，＋閉塞性肺炎（❶○），というストーリーが浮かびます．

リンパ節腫脹の指摘が以前からあり，少し長めの経過であるところから，結核（❷○）やサルコイドーシス（❸○）他のリンパ増殖性疾患（❹○）の存在もまれながら想定しておく必要はあるでしょう．

III マニアモン題編

✓正解 Q1 現時点での鑑別診断，まずはどう考えますか？
- ❶ 肺癌＋肺炎
- ❷ 縦隔結核＋肺結核
- ❸ サルコイドーシス
- ❹ 他のリンパ増殖性疾患

その他の検査結果はどうでしょうか．

入院時検査所見

〈血液検査〉

WBC (1000)	9.3	Na (mmol/L)	135
Hb (g/dL)	10.8	K (mmol/L)	4.8
Plt (1000)	500	Ca (mg/dL)	6.5
CRP (mg/dL)	14.9	P (mg/dL)	5.5
Alb (g/dL)	1.9	Cre (mg/dL)	7.65
BUN (mg/dL)	29.2	PCT (ng/mL)	1.75
ALP (U/L)	388	βDグルカン (pg/mL)	0.0

〈動脈血ガス〉(room air, 安静)
pH：7.459
PaO_2 (Torr)：56.9
$PaCO_2$ (Torr)：38.3
HCO_3^- (mmol/L)：26.6

〈胸部X線〉(図1)

Case 25　50歳代男性

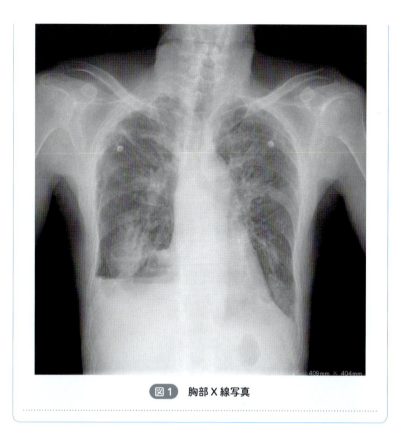

図1 胸部X線写真

なにやら所見がたくさんありますね…….

 胸部X線写真の所見は？

III マニアモン題編

胸部X線写真の所見（図2），ECGモニターの金具が付いているのは残念ですが……それ以外では，ちょっと意外なことに右気胸（ⓐ）がありましたね．胸水とニボー（ⓑ）もありますから，1週間前から悪化傾向のある呼吸困難はこれも一役買っていたのかもしれません．加えて，右下肺野には高吸収域（ⓒ）がある．こちらは肺炎の可能性あり．それからPET所見（図3）もヒントになりますが，気管分岐部は開大（ⓓ）しており，同部位のリンパ節腫大を疑います．

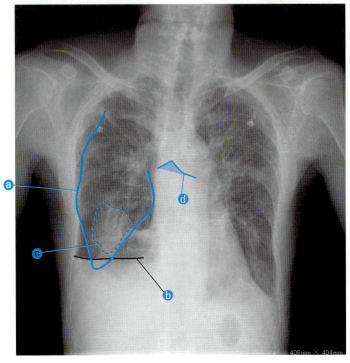

図2 胸部X線写真

 Q2 胸部X線写真の所見は？
　　　右気胸＋胸水（ニボー）
　　　右下肺野高吸収域
　　　気管分岐部開大

検査結果

〈他院からの持ち込み PET（図 3）〉
縦隔リンパ節に多数の集積（矢印）あり．仙骨の右端にも集積あり．

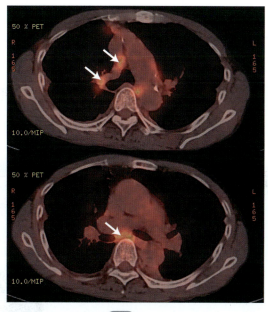

図 3 PET

Q3 この後まず行うべき対応は？

1. 喀痰グラム染色
2. 血液培養
3. 抗菌薬投与
4. リンパ節生検

III マニアモン題編

身体診察ではあまり有意な所見が得られなかったようですが，初診時には打診などもなされておらず，呼吸音の左右差も捉えられていなかった可能性があります……．

低酸素などバイタルサインの異常があり，血液検査で炎症所見高値，まあ，肺炎があるのかなあ，という感じですかね．

鑑別診断としてリンパ節が腫れる疾患＋（閉塞性）肺炎＋気胸，あるいは，リンパ増殖性疾患（＋その肺病変，気胸），というところが想定されます．リンパ節腫脹が気にはなりますが，活動性の感染症があっては検査も難しい（❹×）でしょう．まずは，現在の症状が感染性のものかどうか，喀痰グラム染色（❶○）と血液培養（❷○）は必要でしょう．なのですが，前医で抗菌薬処方をされていたこともあり，喀痰グラム染色にて有意な菌は見えませんでした．

そこでひとまずエンピリックに肺炎として抗菌薬治療を開始（❸○）しました．透析中でもあり，担当医はCTRX（セフトリアキソン）＋CLDM（クリンダマイシン）を開始されています．細菌性肺炎とすればA-DROP 1点（SpO$_2$の低下のみ）ですが，リンパ節腫脹の鑑別も進める必要があること，透析中であることなどから入院加療としています．

✓正解 Q3 この後まず行うべき対応は？
○ ❶ 喀痰グラム染色
○ ❷ 血液培養
○ ❸ 抗菌薬投与
× ❹ リンパ節生検

そうこうしているうちに，前医から胸部CT（図4）が送られてきました．

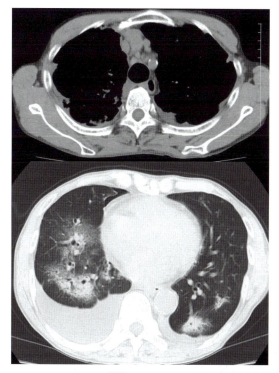

図4 胸部 CT

> **Q4 前医 CT の所見はいかがでしょうか？**
> ❶ 気胸
> ❷ 胸水
> ❸ 縦隔リンパ節腫脹
> ❹ 胸膜直下の高吸収域

III マニアモン題編

CTは数日前に撮られたもので，縦隔条件でもともと指摘されていた縦隔リンパ節腫脹（ⓐ，❸◯）が見られ，肺野条件では気胸（ⓑ，❶◯）の程度が当院初診時の胸部X線写真より軽いことがわかります．胸水（ⓒ，❷◯）もあり．で，胸部単純X線で右下肺野の高吸収域にあたる部分を見ると，割とべたっとした，コンソリデーション様の陰影（ⓓ）が，気管支血管束の周囲あたり（❹×）に見られるようです．周囲にはすりガラス影も見られます（図5）．

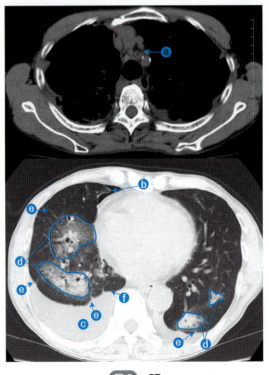

図5 CT

加えて，広義間質肥厚を思わせる線状影（ⓔ）もそこここに見られます．これらの所見も，一元的に考えるとリンパ増殖性疾患で説明可能ですが，急性感染症，たとえば気管支肺炎などを否定できるものではありません．

Case 25　50歳代男性

> ✓正解　Q4　前医CTの所見はいかがでしょうか？
> ○ ❶ 気胸
> ○ ❷ 胸水
> ○ ❸ 縦隔リンパ節腫脹
> × ❹ 胸膜直下の高吸収域

その後の経過です．培養としては喀痰培養，血液培養を提出しましたが有意菌は認めず，胸腔穿刺も行いましたが，胸水は淡血性，滲出性（LDH 809）で，ADA，ヒアルロン酸はカットオフ以下，細胞分画は好酸球主体（76％）でした．気胸があると胸水好酸球分画が上昇しますので，このためかもしれません．また，塗抹，培養ともに陰性でした．

抗菌薬を投与し，咳嗽，喀痰は改善してきましたが，発熱は変わらず，血液検査上も炎症所見は横ばいでした．入院5日目の胸部X線写真（図6），CT（図7）はこんな感じです．

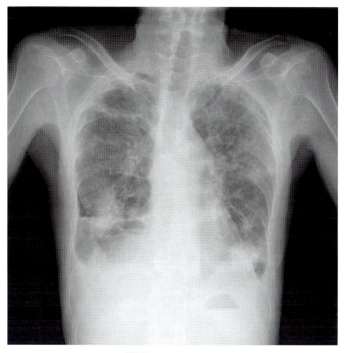

図6　胸部X線写真

III マニアモン題編

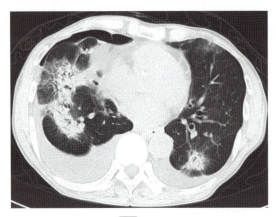

図7 CT

 画像の変化をどう評価しますか？

1. 横ばい
2. 悪化した
3. 改善した

 今後の治療（検査）方針，どうしますか？

1. 抗菌薬変更
2. 気管支鏡検査
3. リンパ節生検

画像上は明らかに陰影の悪化（Q5 ❷○）が見られます．こうなってくると，市中細菌性肺炎にしては治療反応性がよろしくなく，リンパ増殖性疾患の肺病変，症状が進行したのかなあ，という気もして参ります．細菌検査も兼ねまして，気管支鏡検査（Q6 ❷○）を施行．気管支洗浄と経気管支生検を行いました．

しかしここは，縦隔リンパ節生検（Q6 ❸○）を急ぎたい．縦隔鏡によるリンパ節生検を予定しましたが，手術室の都合により数日先だとのことで，担当医は抗菌薬を LVFX（レボフロキサシン）（250mg 隔日投与）に変更（Q6 ❶ ○?△?）しました．検体が得られるまでにできることとして，やむを得ない選択かなあと．

✓正解 **Q5** 画像の変化をどう評価しますか？
× ❶ 横ばい
○ ❷ 悪化した
× ❸ 改善した

✓正解 **Q6** 今後の治療（検査）方針，どうしますか？
○?△? ❶ 抗菌薬変更
○ ❷ 気管支鏡検査
○ ❸ リンパ節生検

すると翌日には解熱．むむむ．

Q7 現状で考えられる鑑別診断は？
❶ 形質細胞腫
❷ 悪性リンパ腫
❸ IgG4 関連疾患
❹ キャッスルマン病

画像上縦隔リンパ節が腫脹している，and/or 肺野に広義間質の肥厚〜リンパ路の肥厚像を認める，というリンパ増殖性疾患の範疇では，

III マニアモン題編

> - 癌のリンパ節転移，癌性リンパ管症
> - サルコイドーシス
> - 悪性リンパ腫をはじめとするリンパ増殖性疾患（❷○）
> - 形質細胞腫（❶○）
> - IgG4 関連疾患（❸○）
> - キャッスルマン病（❹○）
> - アミロイドーシス

あたりを鑑別診断に挙げるべきかと思います．血清 IL-6 が 108 と高値なこと，IgG4 が 45.5 と低値，蛋白電気泳動で M 蛋白検出せず，各種ウイルス感染陰性，というあたりからはキャッスルマン病（Multicentric Castleman Disease：MCD）が想起されますが，このあたりの疾患は生検組織による病理診断が必須です．

✓正解 **Q7** 現状で考えられる鑑別診断は？
- ❶ 形質細胞腫
- ❷ 悪性リンパ腫
- ❸ IgG4 関連疾患
- ❹ キャッスルマン病

この時点で入院時の採血結果などが出そろってきました．

> **入院時採血結果**
> s-IL2R（U/mL）：6190　H
> ACE（IU/L）：6.7　L
> 腫瘍マーカー：CEA，CA19-9，AFP，PSA 全て陰性
> 抗核抗体：×40 上昇なし
>
> IL-6（pg/mL）：108　H
> IgG（mg/dL）：2466　H
> IgM（mg/dL）：38　上昇なし

```
IgA (mg/dL) : 956    H
IgE (IU/mL) : 332    H
IgG4 (mg/dL) : 45.5 (> 135 が診断基準)

蛋白電気泳動：M 蛋白は検出せず．
EBV：(−)
CMV：C7HRP (−)
HIV 感染：(−)
HHV8 感染：(−)
```

気管支鏡検査の結果は，以下のような感じ．

気管支鏡検査結果

生検組織：好酸球浸潤多数あり．形質細胞浸潤はごく少量のみで，IgG4 陽性形質細胞は認めず．
培養は一般細菌，抗酸菌とも陰性．

あまり診断に迫れる感じではありません．やはりリンパ節生検が必要です．そうこうしているうちにすっかり解熱し，縦隔鏡検査を施行することができました．LVFX が効く感染であったのか，それともその前の CTRX + CLDM の効果が遅かったのかは定かではありませんが……移行の問題であったのかもしれません．

ということで数日後に縦隔リンパ節生検を施行しました．

縦隔リンパ節生検

LN#2R, 4L：異型性に乏しい CD138 陽性形質細胞がポリクローナルに増加．悪性細胞認めず，非乾酪性類上皮細胞肉芽腫認めず，IgG4 陽性の形質細胞も認めず．

ということで，血清 IL-6 高値，縦隔リンパ節生検組織にて CD138 陽性形質細胞のポリクローナルな増殖を認め，病理所見が形質細胞型に合致したことにより，キャッスルマン病と診断しました（表 1）．

表 1　キャッスルマン病の診断基準

A および B を満たすものをキャッスルマン病とする．
A：①腫大した 1cm 以上のリンパ節を認める． 　　②リンパ節または臓器の病理所見が以下に合致 　　　1）硝子血管型　2）形質細胞型　3）硝子血管型と形質細胞型の混合型
B：リンパ節腫大として以下の疾患を除外 1．悪性疾患：血管免疫芽球性 T 細胞性リンパ腫，Hodgkin リンパ腫，ろ胞樹状細胞肉腫，腎癌，悪性中皮腫，肺癌，子宮頚癌など 2．感染症：非結核性抗酸菌症，ねこひっかき病，リケッチア症，トキソプラズマ感染症，真菌性リンパ節炎，伝染性単核球症，慢性活動性 EB ウイルス感染症，急性 HIV 感染症など 3．自己免疫疾患：SLE，関節リウマチ，シェーグレン症候群など 4．その他 IgG4 関連疾患，組織球性壊死性リンパ節炎，サルコイドーシス，特発性門脈圧亢進症

厚労科研・難治性疾患等政策研究事業の調査研究班 臨床血液．2017; 58: 97-107 より引用

肺の陰影については結局気管支鏡からキャッスルマン病の肺病変，という証拠は得られませんでしたが，LVFX 投与でも画像上，酸素化も変化はなく，それ以上詰めることはできませんでした．こうなると肺病変は治療によってリンパ節病変と同様の経過をとるかどうか，で臨床的に判断することになるでしょう．LVFX は 1 週間投与して終了しまして，その後はステロイド治療を開始しました．

開始前評価として酸素化を評価しておきます．

検査所見

〈動脈血液ガス〉（O_2 2L）
pH：7.435
PaO_2（Torr）：111

PaCO₂（Torr）：45.3
HCO₃⁻（mmol/L）：29.7

〈6分間テスト〉（O₂ 3L nasal）
0分：HR 88bpm，SpO₂ 94%，Borg 4，距離 0m
6分：HR 98bpm，SpO₂ 90%，Borg 9，距離 185m

PSL（プレドニゾロン）は1mg/kg/日（45mg）で開始しました．その後速やかに，肺炎像は改善し，縦隔リンパ節は縮小してきました．ところが……

どういった「不測の事態」を想定すべきでしょうか？

❶ 吐血
❷ 不眠
❸ 再度の発熱
❹ 気胸の悪化

「不測の事態」，ステロイド投与による副作用ですね．わかってたら，「不測」とは言わないか……．

基本的に，ある疾患に対して，きちんと決まった治療をしているときに起こってくる「不測の事態」，それは治療（薬）による副作用であることが多く，まずはそこを疑うべきです．

教訓 治療中に起こった「不測の事態」．
治療薬の副作用を一度は疑ってみる．

ある疾患に対して，きちんと決まった治療をしているとき，元々の疾患が悪化してくる，ということはあまりないはずですよね．いつもそんなことが起きるのだったら，それは「きちんと決まった治療」にはならないでしょう．

III マニアモン題編

また，ある疾患にかかっていながら，さらに別の疾患にかかる，というのも，疾患の罹患率を考えると比較的まれ，ということになります．そういうことから，いくつかの症候を呈しているときに，まずは単一の疾患でそれらが起こっている，とする考え方を「オッカムの剃刀」（☞041頁）といいますが，そんなわけで，ある疾患に対して，きちんと決まった治療をしているときに文脈と関係ないことが起こることは少なかろう，と考えるのが筋だ，というわけですね．

そして治療薬には少なからず副作用がある，これもまた確かであります．有名どころでは抗癌剤や分子標的薬，生物学的製剤など，副作用が起こること前提，みたいな薬もありますが，ステロイドや抗菌薬もまた，副作用のことを考えるべき薬剤ですね．

PSLを1mg/kg/日で開始したときに気をつけるべき副作用は……，

- ステロイド精神病〔不眠（❷○），躁，うつなど〕
- 耐糖能異常
- 易感染性
- 消化性潰瘍（❶○）
- 凝固能亢進
- 血圧上昇・浮腫

あたりです．これらは予想されるものですから，あらかじめST（スルファメトキサゾール・トリメトプリム）合剤やPPI（プロトンポンプ阻害薬）などを使い，発熱（❸○）や感染徴候が出てこないか，観察もするわけですが，本症例では…

PSL投与10日目に，胸部Xpにて気胸腔拡大を認めました（❹○）．そこで8Frアスピレーションキットを第7肋間から挿入し700mL脱気＋170mL淡血性胸水吸引．気胸腔は隔壁があり，開通していない部分の脱気は困難でした．胸水の培養は一般細菌，抗酸菌共に陰性，細胞診では血液細胞のみ認

め，白血球はリンパ球主体でした．

ステロイドによって組織が脆弱になる，ということもしばしば経験されます．皮膚が傷つきやすくなったりぺらぺらになったりしますし，本症例のように創傷部位（肺に空いた孔）の治癒が遅延したりもします．

幸い治療反応性がよかったため，PSLを早めに減量することにし，投与2週間で0.8mg/kg/日（35mg）に減量しました．

 Q8 どういった「不測の事態」を想定すべきでしょうか？
- ❶ 吐血
- ❷ 不眠
- ❸ 再度の発熱
- ❹ 気胸の悪化

 Q9 ちなみに，今後ステロイドを長期間使用することが予想されますが，その際に注意すべき副作用にはどのようなものがあるでしょうか？
- ❶ 骨粗鬆症
- ❷ 筋力低下
- ❸ 副腎機能不全
- ❹ 白内障・緑内障

ステロイドを長期間使用すると，上で書いたものに加えて……，

副腎機能抑制・不全（❸○）
高脂血症・中心性肥満・内臓脂肪沈着
骨粗鬆症（❶○）
筋力低下（❷○）・ステロイドミオパチー
白内障・緑内障（❹○）

III マニアモン題編

このあたりを想定しておく必要があるでしょう．うち，骨粗鬆症に対して**ビスホスホネート**，あたりは予防として使われていることが多いようですが，それ以外のものの予防はなかなか難しいのが現状です．

> ✓正解　Q9　今後ステロイドを長期間使用する際に注意すべき副作用にはどのようなものがあるでしょうか？
> ○ ❶ 骨粗鬆症
> ○ ❷ 筋力低下
> ○ ❸ 副腎機能不全
> ○ ❹ 白内障・緑内障

さて，本症例，その後も PSL を 2 週間に 5mg のペースで減量し，症状，陰影も落ち着いてきておりました（図 8）．

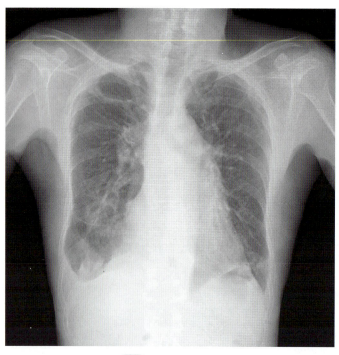

図 8　胸部 X 線写真

25 mg まで減量して以降，次第に黄色痰が出現，労作時呼吸困難も増悪してきました．PSL 開始後 8 週間目に撮影した胸部 X 線写真（図 9）にて，下のような変化が見られました．

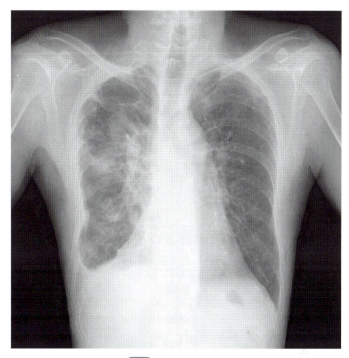

図 9　胸部 X 線写真

 何が起こったと考えられるでしょうか？
　❶ 感染症
　❷ 二次発癌
　❸ 原病の悪化
　❹ 間質性肺炎発症

胸部 X 線写真にて，右の上肺野，下肺野にコンソリデーションが増加してきました．そこで，

III マニアモン題編

> 感染症（ステロイドによる易感染性による）
> 原病の悪化（ステロイド減量による）

が想定されました．二次発癌は本来抗癌剤や放射線など，発癌を起こすような治療後に発症する癌のことですが，発癌にしては経過が早すぎ，そもそもそんな治療をしていません（❷×）．また，新たに開始した薬剤はステロイドで，薬剤性間質性肺炎を起こすことはあまりありませんし，陰影も片側でべたっとしています（❹×）．

PSL25mgまで順調に経過していたことから，原病の悪化（❸△）よりは感染症（❶○）を想定しまして，採痰を行った後PSLを25mgから20mgに減量，そしてアジスロマイシンを処方されました．

 Q10 何が起こったと考えられるでしょうか？
- ○ ❶ 感染症
- × ❷ 二次発癌
- △ ❸ 原病の悪化
- × ❹ 間質性肺炎発症

喀痰培養は陰性でしたが，その後38.5℃の高熱を繰り返し，右肺コンソリデーションが増強したため入院となりました．

Q11 この時点での方針は？
- ❶ 喀痰検査
- ❷ 血液培養
- ❸ 尿中抗原検査
- ❹ 気管支鏡検査

できれば感染病原体を検出したいところです．可能であれば気管支鏡（❹

◯）による気管支洗浄，最低でも喀痰検査（❶◯）と血液培養（❷◯）はほしいですね．もちろん，血清学的検査や尿中抗原（❸◯）でできるものはやっておきたい．要は，全力で検体を集める，ということです．

✓正解　**Q11** この時点での方針は？
- ◯ ❶ 喀痰検査
- ◯ ❷ 血液培養
- ◯ ❸ 尿中抗原検査
- ◯ ❹ 気管支鏡検査

検査所見

〈バイタルサイン〉
呼吸数：12／分
SpO_2：98%
意識清明

〈頭部〉
眼瞼結膜：黄染（－）
眼球結膜：蒼白（－）

〈頸部〉
リンパ節：腫脹（－）

〈胸部〉
清，副雑音（－）

〈心音〉
整，雑音（－）

〈腹部〉
平坦軟，圧痛（－），腸蠕動音亢進（－）

〈四肢〉
浮腫（－），紫斑（－）

〈感染症検査〉
TPHA- HCV-Ab- HIV-

〈血液検査〉

WBC (1000)	6.7	H	PLTS (1000)	312	
SEG/NEUT (%)	5.7	H	MCV (fL)	86	
MONO (%)	2.3		MCH (pg)	27.3	
LYMPH (%)	2.0	L	MCHC (%)	31.9	
RBC (1000000)	3.77	L	CRP (mg/dL)	13.87	HH
HB (g/dL)	10.3	L	TP (g/dL)	6.7	
HT (%)	32.3	L	ALB (g/dL)	2.5	L

III マニアモン題編

UN (mg/dL)	62.0 H	CA (mg/dL)	7.9 L
CRE (mg/dL)	8.83 H	CHE (U/L)	177 L
AST (U/L)	14	A/G比	0.60 L
ALT (U/L)	30	eGFR	5.3
LDH (U/L)	204	UA (mg/dL)	5.5
ALP (U/L)	371 H	P (mg/dL)	6.5 H
G-GTP (U/L)	122 H	T-CHO (mg/dL)	209
T-BIL (mg/dL)	0.48	AMY (U/L)	203 H
NA (mmol/L)	138	CPK (U/L)	13 L
K (mmol/L)	5.0 H	β-DG (pg/mL)	18.4 H
CL (mmol/L)	99	PCT (ng/mL)	5.83 H

〈胸部 CT〉（図 10）

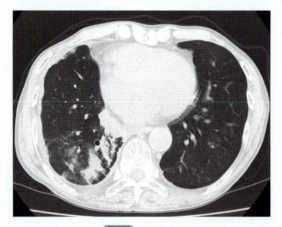

図 10　胸部 CT

Q12 胸部 CT の所見は？

① 左気胸
② 右胸水
③ 右上葉の結節影
④ 右下葉のコンソリデーション

胸部 CT では，右肺 S10 に，以前にはなかったコンソリデーション（❹○）と右の胸水（❷○）が出現していて，その前方にあった陰影や左肺の陰影は消失しています．気胸（❶×）や結節影（❸×）はありません．

> ✓ 正解　**Q12** 胸部 CT の所見は？
> - × ❶ 左気胸
> - ○ ❷ 右胸水
> - × ❸ 右上葉の結節影
> - ○ ❹ 右下葉のコンソリデーション

治療は，感染を積極的に考えるということであれば，抗菌薬を使っておかざるを得ないでしょう．

本症例では，細菌性肺炎と考えますと，医療・介護関連肺炎（NHCAP）（表2）ということになります．前回入院時も同じような画像所見・臨床像での（肺炎と考えられる）episode がありましたが，そのときは CTRX + CLD-M → LVFX により軽快しました．

表2　NHCAP の定義

- 長期療養病床または介護施設に入所
- 90 日以内に病院を退院した
- 介護*を必要とする高齢者，身体障害者
- 通院にて継続的に血管内治療*を受けている

上記の 1 つ以上を満たせば NHCAP とみなす．
*介護：身の回りのことしかできず日中の 50% 以上をベッドで過ごす
*血管内治療：透析・抗菌薬・化学療法・免疫抑制薬など

今回，リンパ増殖性疾患＋ステロイド中等量使用中で，免疫低下状態にあり，かつ，数週間前に結構広域の抗菌薬を使用していますから，気管支鏡検査施行後，真菌感染も念頭に置いて MEPM（メロペネム）＋ MCFG（ミカファンギン）を開始しました．

III マニアモン題編

> **気管支鏡検査，内腔所見**
> 気道内には喀痰が多い．吸引にて，褐色の粘調な痰が引けた（図11）．
> 右B9中心に下葉で採痰し，右B6にて生検を施行した（図12）．

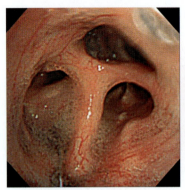

図11　気管支鏡検査

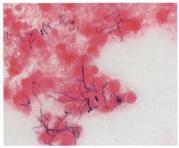

図12　塗抹鏡検像

Q13　診断は？

1. 一般細菌による肺炎
2. 肺非結核性抗酸菌症
3. 肺アスペルギルス症
4. 肺ノカルジア症

静脈血，気管支洗浄液より検出されたのは *Nocardia farcinica* でした．ちなみにコロニーは痰の色と同じ褐色調でした．コロニーの色調は培地の色にも左右され，必ずしも褐色となるものではありませんが，それでも気管支内の痰とコロニーの色が同じ，というのは示唆的です．ともかく静脈血，気管支洗浄液の両方から菌が検出されたことから，ノカルジア（菌血）症（❹○）と診断し，治療薬を変更しました．

> **✓正解 Q13** 診断は？
> ✗ ❶ 一般細菌による肺炎
> ✗ ❷ 肺非結核性抗酸菌症
> ✗ ❸ 肺アスペルギルス症
> ○ ❹ 肺ノカルジア症

なお，その他血清学的には，C7HRP 陰性，クリプトコッカス抗原（−），カンジダ抗原（−），QFT（−）でした．

教訓 複雑な経過でも基本に忠実に．取れる検体は取る．

播種性ノカルジア症では脳病変の合併が多く，治療前に調べておきたいところです．本症例では脳神経症状などはなく，頭部 CT などで調べましたが脳に異常所見は認められませんでした．

以上，病理，培養の結果を確認後，ST 合剤＋IPM/CS（イミペネム／シラスタチン）を開始しました．治療開始後，症状，画像，検査所見いずれも改善し，順調に経過しています．

▶ **診断名** **MCD に対するステロイド治療中に生じた肺ノカルジア症**

突っ込まれドコロ！

MCD 含めリンパ増殖性疾患はまれなものですが，呼吸器ローテートでは遭遇することもあると思われます．診断は，基本生検ですが，周辺知識として特異的な血液検査やマーカーについては知っておきましょう．また，ステロイド治療中に起こった感染症であっても，検体集めが重要であることは論を俟たないでしょう．

> カンファレンスでは **とりあえず何か言って！** 5

空気次第では「ボケ」もあり？ 責任は持てません．うちに来てやってね．

カンファレンスでは「とりあえず何か言って！」ということなのですが，何を言ったらいいのかわからないし，一度ボケてみよう，と考える勇者も，ひょっとしたらおられるかもしれませんね．

確かに，空気次第では「ボケ」もあり，かもしれません．

注意点としては，いきなり初っ端の発言がボケでは，「なにそれ」となりがちですので，ある程度発言して，<u>信頼関係ができてからのボケ</u>が勧められます．もちろん，上級医の半数以上が笑いに寛容であること，できればトップがそうであることが望ましいでしょう．

それから，ボケは多発してはいけません．それではただの空気を読めない人です（「またか……」と思われたら終わり）．普段まあまあ真面目にやっている人が，ちょっと難しいんじゃないの……？という問いかけに，ちょっとすっとぼけた答えを返す，というのが理想かと．

あ，ボケた結果居心地が悪くなっても，責任は持てませんからご注意ください．自己責任でよろしくお願いいたします．

Case 26

70歳代女性
慢性呼吸不全症例の呼吸困難悪化

こういう症例は，これから少なくなっていきますが，知らないとドギマギしてしまう．でもこういう症例を診たことがなくても，基本的な考えがしっかりあればちゃんと対応できます．上級医はそういうところを見ているのです．

病歴

〈主訴〉
呼吸困難

〈現病歴〉
10歳頃，肺結核により胸郭形成術を施行されている．その後，陳旧性肺結核による呼吸不全で7，8年前に当院当科に入院され，在宅酸素療法（HOT）導入し退院された．
その後，5，6年前に再入院された際，非侵襲的陽圧換気療法（non-invasive positive pressure ventilation：NPPV）を導入された．定期的に外来通院されていたが，10日前頃から呼吸困難を自覚されて，本日当院当科受診．加療目的に即日入院となった．

〈既往歴〉
10歳頃　結核（左肺上葉切除，胸郭形成術）
40歳　高血圧，糖尿病
60歳　心房細動，上行結腸癌切除術
61歳　虫垂炎

〈内服薬〉
ナトリックス®（インダパミド）　1mg
ヘルベッサーR®（ジルチアゼム塩酸塩）　100mg
カルデナリン®（ドキサゾシンメシル酸塩）　2mg
ビタファントF®（フルスルチアミン）　3錠
コニール®（ベニジピン塩酸塩）　4mg
ポリフル®（ポリカルボフィルカルシウム）　500mg

III マニアモン題編

ミヤBM®（酪酸菌）　1g／包
酸化マグネシウム　1.2g
エリキュース®（アピキサバン）　2.5mg
デパス®（エチゾラム）　0.5mg
ガスターD®（ファモチジン）　20mg
ムコダイン®（L-カルボシステイン）　500mg
カリーユニ点眼®（ピレノキシン）　5mL
プロスタンディン軟膏®（アルプロスタジルアルファデクス）　30g／本
メプチンエアー®（プロカテロール塩酸塩水和物）　10μg吸入
サルタノールインヘラー®（サルブタモール硫酸塩）　100μg　13.5mL
ニューロタン®（ロサルタンカリウム）　50mg　0.5錠

〈家族歴〉
特記事項なし

〈生活歴〉
本人から聴取できておらず詳細不明

〈アレルギー〉
特記事項なし

Case22（60歳代女性・縦隔気腫）と同じような病歴だな，と思われるかもしれません．実際，基礎に呼吸器疾患がある症例の急な増悪，という意味で似た経過です．まあしばらくおつきあいください．

 鑑別診断は？
❶ 心不全
❷ 呼吸不全
❸ 胸郭崩壊
❹ 薬剤性肺障害

胸郭形成術，ご存じですか？　その昔，肺結核に対する有効な治療法がなかった時代（50年以上前）に行われていた手術です．肺結核は肺尖部に好発していたので，その部分の肺をつぶしてしまうことで，菌のすみかをなくしてしまおう，という発想で行われていました．

具体的には肺尖部に近い（病巣に近い）肋骨を切除することで，胸壁が凹み，肺がつぶれる，そういう手術になります．肺の一部がつぶれるわけですから，肺機能が損なわれます．通常は肺活量が減る，肺の動きが損なわれ，拘束性障害＋低換気となります．また，結核病変は治癒後に収縮することが多く，周囲の肺は引っ張られて過膨張となり気腫化します．気道病変や喫煙の影響とあわせて閉塞性障害を来たすことも知られています．

胸郭形成術をやっていた当時に認識されていたかどうかは不明ながら，上記の機序によって，術後数十年経過した後に慢性の呼吸機能障害から，慢性呼吸不全，はたまた心不全となるケースが多発しました．本症例も同様の機序で呼吸不全や心不全を来たしたのではないかと推測されます．

実際，たくさんの内服薬がありますね…．それにしても多い．ポリファーマシーや．（　Д　）⊙⊙　すでに呼吸不全など，いろいろあるのではないでしょうか．
ですから，身体診察や検査で見るべきところとしては，心不全（❶○）と呼吸不全（❷○）の評価ということになるでしょう．肋骨が減っていても，胸郭崩壊につながる，ということはありません（❸×）し，ポリファーマシーではありますが長期間内服しているものが多く，間質性肺炎を引き起こしそうな薬剤はなさそうです（❹△）．

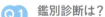

		鑑別診断は？
	○ ❶	心不全
	○ ❷	呼吸不全
	× ❸	胸郭崩壊
	△ ❹	薬剤性肺障害

III マニアモン題編

入院時検査所見

〈バイタルサイン〉
血圧：173/82 mmHg
脈拍：95 / 分
体温：36.3℃
SpO$_2$：95% (NPPV O$_2$ 6L I:E 19:6 RR 25 T-mode)

〈頭部〉
眼瞼結膜：蒼白（−）
眼球結膜：黄染（−）

〈頸部〉
頸部リンパ節：腫脹（−）
頸静脈：怒張（−）
血管雑音：聴取せず

〈胸部〉
左胸郭形成術後，胸郭変形あり
右上肺野で wheezes（＋），右下肺野で軽度 coarse crackles（＋）
左上肺野で肺音聴取できず

〈心音〉
不整，雑音なし

〈腹部〉
平坦軟，圧痛（−）

〈四肢〉
足背：両側足背動脈触知良好
下腿：両側浮腫（−），右脚外側に植皮術後

〈血液検査〉

WBC (1000)	6.4	CRE (mg/dL)	0.41
SEG/NEUT (%)	86.8 H	AST (U/L)	24
EOSIN (%)	0.0	ALT (U/L)	15
BASO (%)	0.8	LDH (U/L)	214
MONO (%)	6.2	ALP (U/L)	308
LYMPH (%)	6.2 L	G-GTP (U/L)	25
RBC (1000000)	4.26	T-BIL (mg/dL)	0.85
HB (g/dL)	12.8	NA (mmol/L)	139
HT (%)	41.0	K (mmol/L)	3.6
PLTS (1000)	149 L	CL (mmol/L)	96 L
MCV (fL)	96	CHE (U/L)	253
MCH (pg)	30.0	LAP (U/L)	50
MCHC (%)	31.2	D-BIL (mg/dL)	0.16
CRP (mg/dL)	2.24 H	eGFR	109.7
TP (g/dL)	6.8	BNP (pg/mL)	112.68 H
ALB (g/dL)	4.1	尿中抗原：肺炎球菌	（−）
UN (mg/dL)	9.4	レジオネラ	（−）

〈動脈血液ガス〉（経鼻1L）

PH	7.329	L	HCO₃ (mmol/L)	32.4	H
PaCO₂ (Torr)	63.5	H	BE (mmol/L)	5.2	H
PaO₂ (Torr)	63.5	L			

〈胸部X線写真〉（図1）

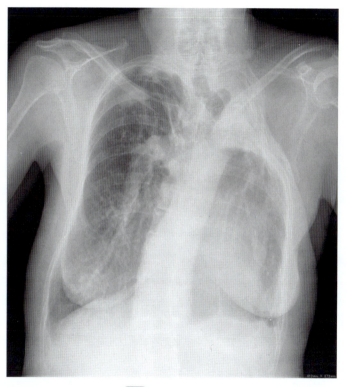

図1 胸部X線写真

 Q2 身体所見，血液検査，血ガス，胸部X線写真の結果を解釈しましょう．

III マニアモン題編

身体所見上は NPPV 導入下ではありますが頻呼吸であり，wheezes，coarse crackles，呼吸音の低下があります．血圧が高く，頻脈ですが AF などの不整ではなく，頸静脈怒張や浮腫もありません．

血液検査では，ちょっとした炎症所見と BNP の高値が目立つ程度です．

血液ガスは経鼻 1 L で pH 7.329 とややアシデミア，$PaCO_2$ 63.5，HCO_3^- 32.4 と呼吸性アシドーシスと代謝性アルカローシスが見られます．PaO_2 63.5 は肺に問題がある病態を表します．呼吸不全がある裏付けになりますね．呼吸性アシドーシスを代謝性に代償していると考えられます．

「元々 II 型呼吸不全で $PaCO_2$ が高く，それを代謝で代償していた，その状態で安定していたが，このたび急に増悪が起こり，結果，$PaCO_2$ が上昇してアシデミアになった」ということになるでしょう．

胸部 X 線写真は左胸郭形成術後で側彎，気管の左方偏位，左上肺の虚脱などがあります．CTR 52％程度ですが，元々の胸郭変形があり左肺の濃度自体が上昇しているようにも見えますし，慢性呼吸不全に起因する心不全が存在する可能性もあります．以前の写真との比較，身体診察所見による心不全の確認などが必要ですね．

そこで，数年前，安定期の胸部 X 線写真を探しましょう．探し当てた写真が図 2 の下の写真です．

> **教訓** 過去の画像は全力で探すべし（大事なことなので何度も書きます）．

比較してみると，入院時（図 2 の上の写真）では右下肺野に浸潤影が生じているのがわかります．

身体診察でも，右上肺野で wheezes（＋），右下肺野で軽度 coarse crackles

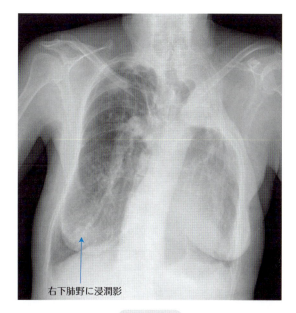

右下肺野に浸潤影

入院時

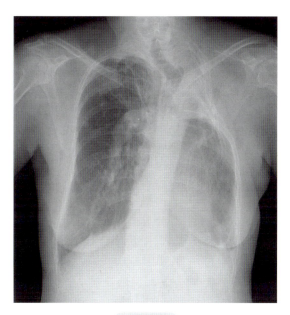

安定期

図2　胸部X線写真

(＋)，元々胸郭形成後で肺がつぶれている左上肺野で肺音聴取できず，ということで，右下肺野に新たな病変が生じた印象です．

その後撮影された胸部 CT（図 3）でも，右下葉に斑状の浸潤影が生じていました．

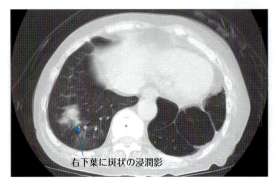

図 3　胸部 CT

診察上心不全徴候はなく，画像上も心不全，うっ血を考える所見は見られませんでした．BNP は少し高めですが以前と比較して急に増加しているわけではなく，慢性的な心負荷はあっても今回は心不全とはなっていないと判断しました．

結論としては，陳旧性肺結核（胸郭形成術後）による慢性呼吸不全で HOT，在宅 NPPV を導入されている患者さんが，おそらく感染を契機に増悪を来たし，Ⅱ型呼吸不全の悪化を来たした，と考えました．

治療は O_2 と NPPV 併用しつつ，mPSL（メタルプレドニゾロン）80mg/日を数日と CTRX（セフトリアキソン）2g/日使用し，状態は速やかに改善し退院となりました．特に何のひねりもなくてスミマセン．胸郭形成術後の写真をご覧になることも少なくなったのでは，と思って供覧しました．

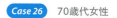

▶ 診断名 胸郭形成術後の慢性呼吸不全，感染合併による増悪

突っ込まれドコロ❗

胸郭形成術後の症例を診たことがなくても，現在の状況を把握し，評価する．そして治療を考えていく，というやり方自体を基本に忠実に，当たり前にやって頂くことが本症例の目標です．この「基本」ができれば初期研修は修了です．お疲れさまでした．

もし興味があれば，もっともっと奥深く楽しい，呼吸器専門医の世界ものぞいてみてください．お待ちしています！

6 カンファレンスでは とりあえず何か言って！

高等テク！
上級医の「得意」を知ると……

ここまで読んで頂いた読者の方に，感謝を込めて，裏技，高等テクをご紹介しておきましょう（そこまでやるんだったらもう少し他の勉強をしておいたら？？と思わなくもありませんが……）．

それは**上級医の「得意領域」**のリサーチ．それを知っていると，カンファレンスで飛んでくる質問の傾向と対策を考えておくことができるかもしれません．まあこれは大学病院や，規模の大きな病院でのみ使えるワザかもしれませんが．

たとえば，専門が喘息，とか，COPD，とか，癌，とか．癌でも化学療法に関する論文を書いている，とか，喘息のサイトカインの研究をしている，とかになると，常にそういうことに意識が向いているので，そういう質問が来やすい，ということはあるでしょう．

ですから質問される先生によっては，質問される項目がわかったりすることもあるかもしれませんね．「あの先生は好酸球増多症の論文を書いているから，好酸球がらみのことをいつも聞いてくる」みたいな．

でも，失敗談もあります．忘れもしない，私が初めて大学での呼吸器内科カンファレンスに参加したときのこと．

写真を1枚見せられて，「これ，何やと思う？」と尋ねられたわけです．

正直，サッパリわかりませんでした．当時は胸部画像なんて，ほとんど見たことがありませんでしたし，勉強もしていませんでしたから．

でも，その当時その医局ではサルコイドーシス研究が花盛り，という知識だけはありまして，なぜか自信たっぷりに「サルコイドーシス！！」と叫んでおりました．

……．医局は爆笑？失笑？　記憶が定かではありませんが……．とりあえずウケたことは間違いない．その後私がカンファレンスでボケるようになったかどうかは，ナイショです．

症例は「気胸」でした．後で冷静に見ると確かにドエライ気胸で，間違えようがなかったのですが，頭がほぼ真っ白でしたので，とりあえず心に浮かんだ「サルコイドーシス」を口走ってしまいました……．

……全然ダメじゃないか！参考にならん！という**クレームは，ナシ**でお願いします．

索引

頁番号の色が 000 の索引語は，各 Case の診断名であることを示しています．
また，000 の索引語は，表のタイトルであることを示しています．

あ

悪性リンパ腫 ································· 255
握雪感 ··· 217
アジスロマイシン ························· 264
アスピリン喘息 ················· 099, **100**
アデノシンデアミナーゼ ············· 060
アムホテリシン B リポソーム ···· 241
アモキシシリン ···························· 046
アレルギー性気管支肺アスペルギルス症
 ·· 224
アンピシリン ······················ 022, 038

い

胃食道逆流症 ································ 094
 ──による慢性咳嗽 ················ **095**
痛み ·· 114
イミペネム／シラスタチン ········· 269
医療・介護関連肺炎 ········· 020, 267
 ──の定義 ······························ **021**
インターフェロンガンマ放出試験 ··· 068

う

ウイルス性上気道炎 ····················· 102

え

エアブロンコグラム ····················· 014
エーコー ·· 123
液体貯留 ·· 073
エタンブトール ···························· 086
エボラ出血熱 ································ 142

お

悪寒戦慄 ·· 004
オッカムの剃刀 ··········· 041, 221, 260

か

拡散障害 ·· 194
画像感想戦 ···································· 160
カナマイシン ································ 086
間質性肺炎 ···································· 171
 乳癌治療中に発症した，──との鑑別が
  困難であったが結果的に細菌性と考え
  られた肺炎 ······························ 243
癌性胸水 ·· 058
癌性胸膜炎 ···································· 060
感染を契機に悪化した咳喘息に，副鼻腔炎
 の合併 ·· 112
感染性咳嗽 ···································· 111
甘草（カンゾウ） ························· 088

き

気管支血管束の周囲 ····················· 252
気管支喘息発作 ···························· **128**
気胸 ······························ 216, 248, 252
気腫合併肺線維症 ························ 196
 ──の急性増悪 ······················· **211**
偽性乳び胸 ···································· 058
気道感染症 ···································· 004
キノロン ·· 050
キャッスルマン病 ············· 255, 256
 診断基準 ································ **258**
急性発症 ·· 003
急性副鼻腔炎 ································ 105

281

索引

スコアリングと重症度分類 ………… **105**
吸入ステロイド ……………………… **125**
吸入ステロイド薬と長時間作用型 β_2 刺激
　薬の合剤 ………………………… **112**
胸郭形成術 …………………… **271, 273**
　――の慢性呼吸不全，感染合併による
　　増悪 …………………………… **278**
胸腔鏡検査 …………………… **060, 067**
胸腔ドレナージ ……………………… **073**
胸水 ………………… **055, 239, 252, 267**
　癌性―― ………………………… **058**
　鑑別手順 ………………………… **061**
　滲出性―― ……………………… **058**
　漏出性―― ……………………… **058**
胸膜直下 ……………………………… **178**
菌血症 ………………………… **020, 269**

く

空洞 …………………………………… **239**
クラブラン酸・アモキシシリン …… **038**
グラム陰性桿菌 ……………………… **033**
グラム陽性球菌 ……………………… **020**
グラム陽性双球菌 …………………… **020**
グラム陽性連鎖状球菌 ……………… **075**
クラリスロマイシン ………………… **086**
クリンダマイシン …………………… **250**

け

形質細胞腫 …………………………… **255**
頚静脈怒張 …………………………… **217**
結核 …………………………… **049, 050**
結核菌 ………………………………… **048**
結核性胸膜炎 ………………………… **068**
結節影 ………………………………… **083**
牽引性気管支 ………………… **178, 192**
検体 …………………………… **243, 265**

こ

抗 MAC 抗体 ………………………… **083**
好酸球性多発血管炎性肉芽腫症 …… **224**
　――疑い，ただし血管炎症状に乏しい
　　………………………………… **227**
抗酸菌 ………………………………… **048**
抗酸菌感染症 ………………………… **044**
抗線維化薬 …………………… **183, 198**
後鼻漏 ………………………………… **094**
コデイン ……………………………… **219**
コハク酸エステル …………………… **100**
コンソリデーション ………………… **013,**
　030, 043, 137, 234, 236, 239, 252, 263, 267

さ

細菌性肺炎 …………………………… **004**
最小発育阻止濃度 …………………… **038**
在宅酸素療法 ………………… **182, 183, 271**
　保険適用基準 …………………… **182**
細胞分画 ……………………………… **059**
左上葉無気肺 ………………………… **153**
サルコイドーシス …………………… **245**

し

自然気胸 ……………………………… **116**
市中肺炎 ……………………………… **020**
　――のまとめ …………………… **023**
縦隔気腫 ……………………… **216, 218, 219**
縦隔リンパ節腫脹 …………………… **252**
腫瘍熱 ………………………………… **142**
常在カンジダのコンタミ …………… **242**
症状がない …………………………… **171**
上皮成長因子受容体チロシンキナーゼ
　阻害薬 …………………………… **168**
腎細胞癌の肺転移による左上葉無気肺
　………………………………………… **154**

滲出性胸水 058
浸潤影 215, 276

す

ステロイド 215
　副作用 209, 259
ステロイドパルス 208, 238
ストレプトマイシン 086
すりガラス影
　　　　　176, 191, 207, 215, 236, 238, 239
スルバクタム・アンピシリン 033, 075
スルファメトキサゾール・トリメトプリム
　　　　　　　　　　　　　　210, 260

せ

声音振盪 054
咳 109
咳喘息
　感染を契機に悪化した――に，副鼻腔炎
　　の合併 112
セファクロル 038
セフォタキシム 038
セフトリアキソン 037, 208, 250, 278
喘息 111, 125
　アスピリン―― 100

そ

相対的徐脈 141

た

多発血管炎性肉芽腫症 227, 241
多房性 074

て

デング熱 142

と

特発性肺線維症 180, 183
　重症度分類判定表 180
　診断基準 181
　――に合併した肺高血圧症 198
　――のまとめ 184
突然発症 003, 216
　――する疾患 219
トラムライン 083

に

二次発癌 264
ニボー 248
乳癌治療中に発症した，間質性肺炎との鑑
　別が困難であったが結果的に細菌性と考
　えられた肺炎 243
乳酸値 010
乳び胸 058
ニンテダニブ 183, 198

ね

粘液栓 224

の

膿胸 058, 076
膿性胸水 073
囊胞 206
ノカルジア症 268
ノボリンR® 076, 210

は

肺MAC症 085, 089
　標準療法 086
肺炎
　乳癌治療中に発症した，間質性肺炎との
　　鑑別が困難であったが結果的に細菌性

283

索引

  と考えられた—— 243
肺炎球菌肺炎 022
肺結核 051
  ——のまとめ 051
敗血症 009, 020
敗血症性ショック 010
肺血栓塞栓症 196
肺高血圧症 196
  特発性肺線維症に合併した—— 198
肺腺癌による左肺門リンパ節転移，および
  それによる左下葉無気肺，気管分岐部〜
  右気管傍リンパ節転移 169
肺底部優位 178
肺動脈性肺高血圧症 197
肺ノカルジア症
  MCDに対するステロイド治療中に生じ
  た—— 269
肺非結核性抗酸菌症 089
バクタ® 210
麦門冬湯® 088
播種性ノカルジア症 269
ばち指 188

ひ

ヒアルロン酸 060
皮下気腫 217
比較的徐脈 139, 141, 144, 145
非結核性抗酸菌 048
非結核性抗酸菌症
  診断基準 084
  ——のまとめ 089
非侵襲的陽圧換気療法 271
ヒッカムの格言 041
非定型肺炎の鑑別項目 018
びまん性汎細気管支炎 085

ふ

副鼻腔X線写真 104
副鼻腔炎 111
  感染を契機に悪化した咳喘息に，——の
  合併 112
副鼻腔炎気管支症候群 085
普通感冒 102
フルコナゾール 210
プレドニゾロン 208, 227, 238, 259
プロトンポンプ阻害薬 260
分裂速度 048

へ

閉塞性換気障害 121
ペニシリン 022
ペニシリンG 022

ほ

蜂巣肺 176, 178, 192, 206
ポリファーマシー 201, 273

ま

慢性咳嗽
  胃食道逆流による—— 095
慢性血栓閉塞性肺高血圧症 197
慢性好酸球性肺炎 044
慢性呼吸不全
  胸郭形成術後の——，感染合併による増
  悪 278
慢性発症 003

み

ミカファンギン 267
水を見たら抜くべし 056

む

無気肺
　腎細胞癌の肺転移による左上葉—— 154
　肺腺癌による左肺門リンパ節転移，およびそれによる左下葉——，気管分岐部〜右気管傍リンパ節転移 169
胸焼け 094

め

メタルプレドニゾロン 278
メプチン® 100
メロペネム 074, 241, 267

も

網状影 176, 191, 192, 206
モルヒネ 154

や

薬剤感受性結果 **036**
薬剤性間質性肺炎 264
薬剤熱 142
　——の比較 3 原則 142

よ

容積減少 239

ら

ランタス® 076

り

リファンピシン 086
粒状影 083
リン酸コデイン 154
リンデロン® 100

リンパ節転移
　肺腺癌による左肺門——，およびそれによる左下葉無気肺，気管分岐部〜右気管傍—— 169
リンパ増殖性疾患 245
リンパの流れ 166

れ

レジオネラ肺炎 004, 140, **143**
レボフロキサシン 046, 255

ろ

漏出性胸水 058

A

A-DROP 021, **021**, 250
ABPA：allergic bronchopulmonary aspergillosis 224
ABPC 038
ACO：asthma COPD overlap syndrome 123
ADA 060
　——高値 067
AIUEOTIPS 026
AMPC 046, 050
AZM 004

B

BLNAR：β-lactamase negative ampicillin resistant 035
　——肺炎 038

C

Ca 拮抗薬 094
CAM 086

索引

CCL ……………………………………… 038
CLDM …………………………………… 250
CO_2 ナルコーシス …………………… 203
coarse crackles …… 008, 029, 134, 215, 276
COPD
　使うべき薬剤 ………………………… 125
Cope 針 ………………………………… 067
CPFE：combined pulmonary fibrosis
　and emphysema ………… 196, 206, 207
crackles ………………………………… 080
CTEPH：chronic thromboembolic
　pulmonary hypertension …………… 197
CTRX ……………………… 037, 208, 250, 278
CTX ……………………………………… 038
CVA/AMPC ……………………………… 038
CYP3A4 ………………………………… 087

D

de-escalation ………………………… 075
DPB：diffuse panbronchiolitis ……… 085

E

EB ………………………………………… 086
EFGR-TKI ……………………………… 168
EGPA：eosinophilic granulomatosis
　with polyangiitis ……………………… 224
　厚生労働省診断基準 ………………… **226**

F

FeNO …………………………………… 127
fine crackles ………………… 173, 188, 215
FVC ……………………………………… 183

G

GAP index ……………………………… **193**
Geckler 分類 …………………………… **020**

GERD：gastro esophageal reflux
　disease ………………………………… 094
GNR：Gram negative rods …………… 033
GPA：granulomatosis with polyangiitis
　………………………………………… 227, 241

H

H.influenzae …………………………… 033
H.influenzae 肺炎のまとめ …………… 039
HOT：home oxygen therapy ………… 182
HRCT …………………………………… 173, 191

I

ICS ……………………………………… 125
ICS/LABA ……………………………… 112
IgG4 関連疾患 ………………………… 255
IGRA：interferon gamma release assay
　………………………………………… 068
IPF：idiopathic pulmonary fibrosis
　………………………………………… 180, 196
IPM/CS ………………………………… 269

K

KL-6 ……………………………………… 173
　――高値 ……………………………… 191
KM ……………………………………… 086

L

L-AMB …………………………………… 241
LABA …………………………………… 125
LAMA …………………………………… 125
LAMA/LABA …………………………… 208
Light の基準 ……………………… 058, **059**
LVFX …………………………… 046, 050, 231, 255

M

M. avium ... 085
M. intracellulare ... 085
MAC (*Mycobacterium avium complex*) ... 048
MCD：multicentric Castleman disease ... 256
　――に対するステロイド治療中に生じた肺ノカルジア症 ... **269**
MCFG ... 267
MEPM ... 074, 241, 267
MIC：minimum inhibitory concentration ... 038
Miller & Jones 分類 ... **019**
mPSL ... 278

N

NHCAP：nursing and healthcare-associated pneumonia ... 020, 267
　定義 ... **021, 267**
Nocardia farcinica ... 268
NPPV：non-invasive positive pressure ventilation ... 271, 276
NSAIDs ... 099

O

OPQRST ... 114

P

P. aeuginosa ... 085
PAH：pulmonary arterial hypertension ... 197
PPI ... 260
PSL ... 208, 227, 238, 259

Q

QFT® ... 068
qSOFA (quick sequential organ failure assessment) のスコア ... 008
QT 延長 ... 088

R

RFP ... 086
rhonchi ... 156

S

SBS：sinobronchial syndrome ... 085
SBT/ABPC ... 033, 035, 038, 075
SIRS：systemic inflammatory response syndrome ... 009
SM ... 086
SOFA スコア ... 009
SP-D 高値 ... 191
Streptococcus milleri group ... 075
ST 合剤 ... 260, 269

T

T-SPOT® ... 066
TAZ/PIPC ... 231, 241
TdP：torsades de pointes ... 088

U

UIP パターン ... 178, 180, 192

W

wheezes ... 121, 222, 276

その他

39℃で 110 番 ... 141
6 分間歩行試験 ... 180, 193

287

▶ 診断名 一覧

頁番号は Case の開始頁を示しています．

Case 1	肺炎球菌肺炎	002
Case 2	BLNAR 肺炎	024
Case 3	肺結核	040
Case 4	癌性胸膜炎	052
Case 5	結核性胸膜炎	062
Case 6	膿胸	069
Case 7	肺非結核性抗酸菌症（肺 MAC 症）	078
Case 8	胃食道逆流症による慢性咳嗽	090
Case 9	アスピリン喘息	096
Case 10	急性副鼻腔炎	101
Case 11	感染を契機に悪化した咳喘息に，副鼻腔炎の合併	106
Case 12	自然気胸	113
Case 13	気管支喘息発作（COPD 増悪を鑑別）	117
Case 14	レジオネラ肺炎	130
Case 17	腎細胞癌の肺転移による左上葉無気肺	146
Case 18	肺腺癌による左肺門リンパ節転移，およびそれによる左下葉無気肺，気管分岐部～右気管傍リンパ節転移	156
Case 19	特発性肺線維症	170
Case 20	特発性肺線維症に合併した肺高血圧症	185
Case 21	気腫合併肺線維症の急性増悪	199
Case 22	縦隔気腫	212
Case 23	好酸球性多発血管炎性肉芽腫症疑い，ただし血管炎症状に乏しい	220
Case 24	乳癌治療中に発症した，間質性肺炎との鑑別が困難であったが結果的に細菌性と考えられた肺炎	230
Case 25	MCD に対するステロイド治療中に生じた肺ノカルジア症	244
Case 26	胸郭形成術後の慢性呼吸不全，感染合併による増悪	271

教訓 一覧

- [ ] 肺炎など，細菌感染症が疑われるときは，敗血症の有無を確認する． 008
- [ ] 以前の胸部X線写真を入手する努力を惜しまない．カンファレンスで「ようわからんなあ，前の写真ないのん？」と聞かれがち！ 013
- [ ] SpO_2，血ガスを記載，評価するときは必ず酸素条件を併記する． 035
- [ ] 喀痰を確認せず安易にキノロン系投与すると，結核診断を遅らせることになる． 050
- [ ] 抜ける水は，必ず抜いて調べる． 056
- [ ] 余計な検査は時に足を引っ張る． 066
- [ ] 非結核性抗酸菌症の診断には，喀痰検査が必須である． 084
- [ ] 投薬歴，特に開始のタイミングと症状発現のタイミングを意識してしっかり確認する． 094
- [ ] 喘息症例では必ず薬剤による発作誘発の有無を確認する． 100
- [ ] ウイルス性上気道炎（普通感冒）は症歴，症状から診断可能である． 102
- [ ] 咳の病歴で「繰り返し」「変動性」を確認できれば，喘息を想定する． 109
- [ ] 痛みの訴えにはしっかりと問診を． 114
- [ ] 喘息の要素があれば，必ず吸入ステロイド（ICS）を使う． 125
- [ ] 肺炎，だけど変な肺炎はレジオネラの可能性を考える． 140
- [ ] 胸部の身体診察にあたっては，解剖学的構造を理解しておく． 154
- [ ] 胸部CTを撮ったら，感想戦やって，読影力を高めよう． 167
- [ ] 胸部CTで「間質性肺炎かも」と考えたら，入念な病歴聴取を． 178
- [ ] 1つの診断に至ったところで，診断思考を止めてしまわない． 196
- [ ] 以前のデータは全力で探すべし． 207
- [ ] 突然発症（詰まった，捻れた，破れた，裂けた）は，緊急事態． 216
- [ ] 既存の喘息が環境の変化なく悪化してきたときには，EGPAやABPA発症を疑う． 225
- [ ] 最後に「モノを言う」のは，やっぱり検体． 243
- [ ] 治療中に起こった「不測の事態」．治療薬の副作用を一度は疑ってみる． 259
- [ ] 複雑な経過でも基本に忠実に．取れる検体は取る． 269
- [ ] 過去の画像は全力で探すべし（大事なことなので何度も書きます）． 276

Dr. 長尾プロデュース
呼吸器腹落ちカンファレンス
呼吸の果てまでカンファQ！

2018年5月1日　第1版第1刷 ⓒ
2018年7月20日　第1版第2刷

著	長尾大志　　NAGAO, Taishi
発行者	宇山閑文
発行所	株式会社金芳堂
	〒606-8425 京都市左京区鹿ケ谷西寺ノ前町34番地
	振替　01030-1-15605
	電話　075-751-1111（代）
	http://www.kinpodo-pub.co.jp/
印刷	亜細亜印刷株式会社
製本	有限会社清水製本所

落丁・乱丁本は直接小社へお送りください。お取替え致します。

Printed in Japan
ISBN978-4-7653-1742-9

JCOPY ＜(社)出版者著作権管理機構　委託出版物＞

本書の無断複写は著作権法上での例外を除き禁じられています。複写される場合は、そのつど事前に、(社)出版者著作権管理機構（電話 03-3513-6969、FAX 03-3513-6979、e-mail: info@jcopy.or.jp）の許諾を得てください。

●本書のコピー、スキャン、デジタル化等の無断複製は著作権法上での例外を除き禁じられています。本書を代行業者等の第三者に依頼してスキャンやデジタル化することは、たとえ個人や家庭内の利用でも著作権法違反です。